LE PRINCIPE DE LAFONTAINE

GHISLAINE MEUNIER-TARDIF

LE PRINCIPE DE LAFONTAINE

Sans égard au sexe,
à la couleur de la peau,
au milieu culturel,
l'humanité se partage en deux camps:
les auditifs et les visuels...

Libre Expression

Photo de la couverture:
Patrice Puiberneau

Maquette de la couverture:
France Lafond

Dépôt légal:
1er trimestre 1979

ISBN 2-89111-006-4

À tous les enfants

Table des matières

Introduction

Les parents souhaitent que leurs enfants soient heureux. Aspiration légitime, mais délicate à concrétiser dans la société d'aujourd'hui caractérisée par sa complexité et son pluralisme. Face aux difficultés que pose l'éducation de leurs enfants, les parents sont avides de solutions.

L'objet principal de ce livre est d'exposer, sous une forme simple, une façon de développer des relations harmonieuses dans le milieu familial afin de sécuriser les parents qui ne demandent pas mieux et d'accroître ainsi les chances des enfants de s'intégrer, au fur et à mesure qu'ils grandissent, aux divers milieux qu'ils seront appelés à fréquenter.

L'idée d'aborder sous un angle nouveau le problème des échanges parents/enfants n'est pas spontanée. L'observation de plusieurs accrochages tant au niveau du couple que de celui des parents/enfants a conduit le docteur Raymond Lafontaine, neurologue et spécialiste pour enfants, à s'interroger sur les causes de ces rapports tendus et à consacrer sa science et ses énergies à mettre au point une théorie de la communication susceptible d'améliorer la situation.

Le couple

Un beau matin, les conjoints s'aperçoivent qu'ils n'attribuent pas les mêmes causes et ne proposent pas les mêmes solutions aux situations problématiques qu'ils vivent. Le mari se rend compte que les affinités naturelles de sa femme, ses goûts semblent différents des siens. La femme s'inquiète de n'être pas comprise. Le climat est inconfortable pour les deux parties. Comment réagir? Autrefois, il était admis que le couple devait présenter un front commun chaque fois qu'une décision devait être prise. C'est sûr que cette attitude amenait un des partenaires à baisser pavillon devant l'autre. Le jeu dominant/dominé jouait à plein. C'était la mode d'endurer, « de porter sa croix » comme disaient nos mères. À l'heure actuelle, l'épanouissement individuel semble la règle d'or. Chacun des époux demeure sur sa position quitte à tout briser. Ces deux comportements opposés, l'ancien comme le moderne, trahissent ce pourquoi un homme et une femme partagent une vie commune.

Le manque de concertation parents/enfants

Les enfants entrent dans le tableau. Les malentendus persistent. On parle du fossé qui sépare les générations. Les parents, sans s'en rendre toujours compte, élèvent leurs enfants comme ils l'ont été eux-mêmes ou adoptent une conduite à l'opposé de ce qu'ils ont vécu. Devant ces règles bizarres, les enfants se sentent mal et répondent souvent de manière négative aux propos de leurs parents. Certes, ils veulent plaire mais, c'est plus fort qu'eux, ils agissent apparemment contre les directives de ces derniers. L'autoritarisme des parents ou leur démission entraînent des perturbations dans les relations parents/enfants.

Un des parents « passe » avec l'enfant

Les parents/conjoints ont une vision plutôt équivoque de leur double rôle. Le docteur Lafontaine en développe une autre qui laisse entrevoir une lueur d'espérance. À travers le discours des parents, pour peu que l'on sache lire entre les lignes, il ressort un fait encourageant. Intuitivement, chaque parent manœuvre avec plus d'aisance avec certains de ses enfants. Il « passe » ou entre en communication plus facilement avec ceux d'entre eux qui lui ressemblent, c'est-à-dire qui ont la même sensibilité que lui. Pourquoi? Les parents l'ignorent et le docteur Lafontaine se met en frais de poursuivre ses recherches dans le sens indiqué par les parents.

Les bébés réagissent différemment

Chaque jour, le spécialiste en neurologie infantile est appelé à manipuler quantité de nourrissons hospitalisés ou amenés à son bureau pour une consultation. Il observe que les bébés ne se laissent pas toucher de la même manière. Un type de bébé, plutôt agité, « sauvage », hurle quand le médecin l'examine. Il se débat et réagit mal. Par contre, certains bébés conservent leur calme lorsqu'ils sont soumis aux mêmes examens. Ils se laissent gentiment déshabiller, ausculter, etc. Leur comportement semble harmonieux. Cette réaction différente des bébés laisse supposer qu'il existe deux manières d'être sensibilisé à l'environnement.

Les profils « visuel » et « auditif »

L'observation des nourrissons est le point de départ qui déclenche chez le chercheur une curiosité suffisante pour l'inciter à pousser plus loin l'étude des comportements.

Depuis quinze ans, le docteur Lafontaine vérifie son hypothèse de base à savoir, les êtres humains, peu importe le sexe, ont un profil visuel ou un profil auditif. Le couple est toujours complémentaire. Les enfants le sont également.

Qu'est-ce qu'un profil? C'est le tempérament de l'individu. En psychologie, on dit que le profil est associé à une courbe dont les éléments proviennent des résultats de tests. L'analyse des tests permet de décrire la « physionomie mentale » d'une personne. La signification des profils appliquée à la théorie du docteur Lafontaine se rapproche sensiblement de la définition reconnue en psychologie sauf que le docteur Lafontaine, au lieu de se baser sur les tests, procède plutôt par l'observation du vécu de la personne. Il prétend que l'enfant choisit par affinité sensorielle de s'identifier très tôt à son père ou à sa mère. Comme le couple est toujours complémentaire, c'est-à-dire formé d'un élément visuel et d'un élément auditif, l'enfant aura naturellement un des deux profils et acquerra l'autre par apprentissage.

Être visuel, cela veut dire se servir surtout de ses yeux comme organes de prise de contact avec le monde, dans les situations nouvelles. Être auditif, cela veut dire être particulièrement tributaire de l'oreille pour capter les stimuli venus de l'extérieur.

À partir de ces données fondamentales, le docteur Lafontaine propose une restructuration de la cellule familiale. Les membres d'une famille fonctionnent comme des êtres autonomes mais sont interdépendants les uns des autres.

Un parent vérifie la théorie en l'appliquant à sa propre situation de vie

Les pages qui suivent rapportent à travers le vécu d'un parent les grandes lignes de la théorie dont il a été question plus haut. Il n'y a pas de recette magique dans cet enseignement parce qu'il repose essentiellement sur le vécu de la personne. On sait que la vie modèle les êtres de telle manière que chacun est « unique ». Toute reproduction est interdite. Cependant, le lecteur y apprendra les grands principes d'une méthode nouvelle d'envisager les relations parents/enfants qu'il devra transposer dans sa propre situation de vie.

PREMIÈRE PARTIE

QUI ÉDUQUE QUI?

I

Vivre une situation nouvelle en famille

À bas les masques

« Ça me fait rire ta manie de classer tout le monde. »

Cette réflexion, loin de freiner mon enthousiasme ou de me décourager d'aller plus loin dans ma recherche, suscite chaque fois un regain d'énergie. Je me dois de trouver les arguments choc capables de mettre un terme à ce genre de commentaires. De toute manière, j'enchaîne et j'explique les rudiments de la théorie à laquelle je consacre presque tout mon temps depuis environ deux ans déjà. Si mon interlocuteur manifeste un intérêt plus vif que la moyenne, je peux facilement passer des heures à discuter avec lui de relations humaines. De façon informelle. Mon vis-à-vis est rarement un spécialiste de la question. Quant à moi, j'apprends au fur et à mesure que je scrute les visages et invite les langues à se délier.

Charlatanisme! Exploitation de la crédulité publique! À ce point, je trouve logique que l'on taxe ma démarche de ces vocables. Qui suis-je pour imposer à autrui mes idées en espérant modifier son scénario de vie?

La réponse est simple. Je suis « moi » qui explicite son « moi » et j'essaie avec la pratique de la théorie de mieux comprendre l'autre et par là son « moi ». Dès l'instant où j'ai compris que j'étais « unique », j'ai été amenée à penser que l'autre l'était aussi, même s'il ignorait cette qualité, en partie parce qu'il craignait de pénétrer dans un univers complexe, en partie parce qu'il manifestait peu d'intérêt envers sa propre personne, en partie parce qu'il ressentait un malaise inavoué à analyser sa perception intime. C'était déjà me glisser dans la peau de l'autre et prendre pour acquis qu'il n'était pas différent de moi, même si lui et moi étions uniques. L'envie m'est ainsi venue de le faire participer au jeu fascinant de la découverte de soi par le biais de l'apprentissage de la théorie. Je ne suis plus seule dans l'aventure et cela me rassure. Je décide de me solidariser avec l'autre et de livrer, au meilleur de ma connaissance, les éléments de cette conception à tous ceux que « l'un et le multiple humain » intrigue. On dit d'ailleurs que l'un et le multiple se rejoignent. À partir de ce postulat, mon travail est de vérifier, à travers ceux que je rencontre, ce qui se passe quand les masques tombent.

Un état de choc

C'est étrange... à cause d'un événement personnel, j'ai l'impression que je débouche maintenant sur l'universel. Il est urgent que je partage avec mes semblables les notions que j'ai acquises, afin que chaque être soucieux d'être « bien dans sa peau », expression à la mode, expérimente une méthode cybernétique d'atteindre cet état désigné comme denrée rare de nos jours.

Mon voyage de conscientisation est récent. Il y a deux ans, à la suite d'un changement radical dans le déroulement plutôt stable de ma vie, je me suis sentie mal et j'ai voulu lutter contre ce sentiment en allant aux sources de l'information. Je suis une personne privilégiée parce que le maître a bien voulu m'initier à sa science. Je suis devenue son disciple. À mon tour, mon vœu le plus cher est que chacun d'entre vous joigne le rang des disciples. C'est un objectif relativement facile à atteindre à condition que l'information que je m'apprête à vous donner soit complète, nette et précise, et que vous soyez attentifs à la recueillir pour ensuite l'appliquer à votre propre situation de vie.

Je pouvais taire l'événement qui a bouleversé mon existence ou en parler librement. Pudeur ou exhibitionnisme? Je choisis de le rendre public puisque je le considère comme partie d'un événement historique. Certains le qualifieront de banal. C'est qu'ils le contemplent de loin, en citoyens ordinaires, en hommes de la rue pour qui la politique se résume à des législations porteuses de contraintes, surtout d'ordre pécuniaire, parfois d'ordre moral.

Pour moi aussi, avant l'événement, la politique signifiait une augmentation de taxes, un pouvoir rouge remplacé par un pouvoir bleu ou vice versa, etc. Le vrai sens de la politique m'est apparu le 15 novembre 1976 lorsque mon mari, élu dans sa circonscription, s'est vu, du jour au lendemain, à la suite de sa nomination comme membre du cabinet, destiné à occuper de hautes fonctions dans un gouvernement considéré par les uns « tout aussi ordinaire que celui qui l'avait précédé » et par les autres « comme un gouvernement pas comme les autres ».

À l'échelle du Québec, d'après le jugement des premiers, tout continuait comme avant, tout était écrit et chacun s'en remettait au statu quo. Les seconds ressentaient la hantise de la page blanche. Tout n'était pas écrit... n'était plus écrit. Cette situation nouvelle exigeait qu'ils se retroussent les manches en regard d'objectifs neufs. L'écriture suivrait.

À mon échelle, une réaction similaire à celle des tenants de la deuxième hypothèse. Tout était à faire. Du soir au matin, je perdais mon équilibre psychologique... ma béquille psychologique. Mon mari, devenu homme public, ne s'appartenait plus, ne nous appartenait plus aux enfants et à moi. En fait, les retombées de ce moment sont encore très vives aujourd'hui. L'état de choc est passé, mais les cicatrices demeurent.

Les premiers mois, c'est l'euphorie, le « trip » prodigué par une drogue puissante (plus puissante que le L.S.D.): adulations, réceptions, accueils délirants. Parfois un éclair de lucidité fait voir la jalousie ou l'envie qui se lit dans les yeux de ceux qui vous parlent ou même vous touchent comme si la sainte relique c'était vous. Puis, le moment de folie passé, le vide à l'âme, les larmes accrochées aux paupières, la rage au cœur, je me retrouve misérable, seule, pas du tout préparée à cette nouvelle vie où, pour la première fois, en vingt ans de vie familiale, un membre écarte les siens sans apparemment jeter un regard en arrière. Il projette sur eux son esseulement et les en blâme inconsciemment.

Je fais quoi pendant cette période de bifurcation? La communication est coupée. J'ai mal aux tripes. Je cherche pourquoi j'ai mal. Mon cri de détresse ne reçoit aucune réponse de Québec. Comment pourrait-il en être autrement quand six millions de Québécois attendent ou la catastrophe ou monts et merveilles d'une poignée d'hommes plus ou moins bien conscients de la responsabilité qui leur échoit?

Ce nouvel engagement signifiait la mise en veilleuse de la vie privée, l'accomplissement d'un rôle dont j'ignorais le contenu. Je retenais une seule phrase de monsieur René Lévesque prononcée lorsque mon mari et moi l'avions rencontré quelques mois avant le déclenchement des élections. Elle se formulait à peu près de la manière suivante: « Il y a trois conditions essentielles pour se lancer en politique: 1° être en mesure de résister au stress, 2° avoir un estomac solide et, 3° obtenir le consentement du conjoint. » La troisième condition me concernait. Mais ça voulait dire quoi? Je m'en suis posé des questions.

Je vais où? Je fais quoi? Je m'organise comment? Le premier emploi que j'occupais depuis l'obtention de ma maîtrise ès lettres, je le perds bêtement: conflit d'intérêts avec le poste assigné à mon conjoint. Je démissionne. Ai-je le choix? Non... D'ailleurs, d'en haut, on m'avise qu'il est plus raisonnable d'agir ainsi sinon... et d'en bas, on m'explique que, de toute manière, on me remercierait de mes services. Il est gênant d'avoir à son emploi une femme d'homme politique.

Ces confidences, en guise d'avant-propos, peuvent sembler provenir d'une femme ulcérée. Je me sens, il est vrai, une victime d'un événement historique. Mais, en même temps, je ne voudrais pas, pour tout l'or du monde, que ce qui est ne soit plus. Si jamais cet événement historique devenait inutile, ce dont je doute, un retour vers le statu quo me paraissant impossible, le geste que je poserai un certain jour terne et gris de février, aura, alors que je ne le prévoyais nullement à l'époque, des répercussions sur mon comportement et peut-être aussi sur celui des gens que je côtoie depuis ce temps. (Par la magie de Gutenberg, il se pourrait qu'un grand nombre d'individus se remettent en question.)

Février 1977. Mon fils cadet a un rendez-vous à l'hôpital Sainte-Justine. La fatalité a voulu que, dans son bas âge, il soit terrassé par une méningo-encéphalite. Depuis ce temps, les médecins étudient son dossier. Il y a dix ans, ils prétendaient qu'il serait « légume » pour le reste de sa vie. Cinq ans plus tard, devant les performances de ce dernier et une nouvelle approche de la pathologie, ils affirmaient qu'il pourrait possiblement progresser jusqu'à exploiter 70 p. cent de son potentiel. Aujourd'hui, il est permis d'espérer pour mon fils un développement normal parce que la science médicale s'ouvre à d'autres sciences, particulièrement à celles qui se rattachent au domaine psychique. Ce décloisonnement fait dire à certains spécialistes que les séquelles proprement dites du genre de maladie qu'a subie mon fils peuvent être moins sérieuses. Par contre, la famille, de même que l'individu atteint, doit consacrer une bonne dose de ses énergies à se restructurer et à créer un climat de confiance et d'entraide propice au développement optimal de l'enfant malade.

Cette prise de position me vient d'un neurologue rompu à la pratique de cette spécialité.

> « Quand j'ai terminé mes études dans les années 50, je voulais pratiquer la neurologie infantile. Seulement, à l'époque, on nous apprenait la neurologie adulte, l'autre n'existait pas. Nous traitions les pathologies chez les enfants selon les mêmes méthodes que chez les adultes. Comme conséquences, il était courant d'avertir les parents que l'accident neurologique survenu à leur enfant ne lui laissait que 35 p. cent de ses capacités. Les parents, perturbés par cette réalité brutale, ou plaçaient leur enfant en institution, ou encore consentaient à le garder. Mais pour eux, l'enfant atteint n'allait jamais être normal. Alors, pourquoi l'aider à aller plus loin dans son développement mental? Ils le surprotégeaient et cette surprotection amenait une dépendance accrue. Aujourd'hui, les découvertes dans le domaine de la neurologie infantile permettent d'affirmer que la destruction de cellules due à la maladie chez l'enfant n'est pas aussi catastrophique qu'on le prétendait. En effet, l'être humain n'utilise que 10 p. cent de son potentiel; il y a donc suffisamment de

cellules de reste pour que l'effet destructeur de la maladie soit annihilé ou, à tout le moins, réduit en grande partie. Si, de nos jours, les enfants victimes de tels accidents présentent des retards plus ou moins considérables sur le plan du développement mental, il se pourrait que cela soit dû surtout à l'anxiété des parents et thérapeutes qui se transmet à l'enfant et l'empêche d'intérioriser d'autres connaissances ou d'évoluer. »

Comme je suis en contact avec ce neurologue depuis de nombreuses années, je laisse Charles à l'étage où il doit se présenter pour passer l'électro-encéphalogramme de routine et je monte au bureau du spécialiste. Je ne sais trop pourquoi je frappe à cette porte. Son adjointe me reçoit et tout de go je déballe mon sac. Mon désespoir est grand, mais le réconfort que j'obtiens ce jour-là dépasse mes attentes. Il est convenu d'un rendez-vous pour la semaine suivante.

Rencontre avec le «maître »

Je suis accueillie cette fois par le docteur lui-même. Je me raconte. Ce qui le frappe, c'est la façon d'occuper mon temps depuis les derniers mois.

— Je participe à la rédaction d'un mensuel de quartier. En plus d'en être la coordonnatrice, je rédige des interviews de personnalités importantes dans la communauté.

— Pourquoi choisissez-vous ce type d'articles?

— Parce que j'aime être renseignée sur ce que les gens ont dans le ventre, ce qu'ils pensent, comment ils se sont hissés dans la hiérarchie sociale, quelles sont leurs préoccupations quotidiennes, comment envisagent-ils l'avenir? Jouent-ils un rôle social ou se contentent-ils d'être des gens connus?

C'est alors que le déclic se fait. Mon interlocuteur travaille depuis 1964 à mettre au point une nouvelle théorie de la communication. Les années 60, dans le domaine scientifique, sont marquées par un phénomène somme toute vieux de plusieurs siècles, mais qui se manifeste différemment. En effet, la Renaissance a produit des universalistes du type Leonardo da Vinci; le XVIIIe siècle, des encyclopédistes dont les plus célèbres se nomment Diderot et d'Alembert; et nos savants contemporains, après s'être isolés dans un champ d'activités précis, en forme d'entonnoir, se regroupent et travaillent selon le mode interdisciplinaire. Le cerveau humain, sollicité par un savoir toujours plus vaste, ne peut emmagasiner à lui seul l'information. C'est de pratique courante de faire appel à des collègues de diverses disciplines pour comparer, analyser et se mettre au fait des progrès dans tel ou tel domaine de nos jours.

Le docteur Raymond Lafontaine ne fait pas exception à la règle. Confronté quotidiennement avec des cas neurologiques, il refuse de se limiter à les aborder de son seul point de vue. L'humain l'intéresse dans sa globalité. Soigner les corps, c'est bien, mais trouver des méthodes nouvelles de faire évoluer davantage les êtres handicapés, de pousser à leurs limites leurs capacités intellectuelles, c'est mieux. Dans cette optique, il invite des spécialistes des relations humaines, psychologues, pédagogues, éducateurs spécialisés, à se rencontrer et à discuter des expériences que chacun vit dans sa sphère d'activités. Un noyau de chercheurs et de cliniciens répondent à l'appel du neurologue. Chacun, selon son lexique, présente un éventail des méthodes qu'il emploie, des failles qu'il décèle dans le traitement administré au patient. L'objectif visé: trouver le ou les moyens de faire échec aux troubles de comportement ou d'apprentissage chez les enfants handicapés ou normaux. Les échanges se succèdent. Plusieurs nuits blanches sont passées à remettre en cause les méthodes utilisées, compte tenu des maigres résultats obtenus chez trop de patients.

Un jour, le docteur Lafontaine se décide à coucher sur papier la première version d'une nouvelle façon d'aborder le traitement des inadaptés sociaux. Ce court texte s'intitule *Les dysfonctions cérébrales mineures chez l'enfant*[1]. Rédigé dans un langage scientifique, ce document est connu d'un public de spécialistes en relations humaines. De plus, il est distribué aux parents qui fréquentent le cabinet du médecin. Texte peut-être un peu difficile d'approche mais utile aux parents qui désirent aider à la réhabilitation de leur enfant. Dans cette brochure, les rudiments de la théorie de la communication naissante sont là.

Mais des difficultés budgétaires, des bâtons dans les roues mis par les facultés universitaires, soucieuses de la scientificité à tout prix, et par le ministère de l'Éducation de l'époque, le manque de temps et de collaborateurs disponibles et peu « chérants », je devrais dire de bénévoles, font que le projet piétine. Le docteur Lafontaine n'en continue pas moins de consacrer trois demi-journées par semaine à vérifier dans le concret sa théorie. Ses collègues trouvent bizarre sa manière de traiter les patients mais, dans l'ensemble, ils le respectent au point où ils consentent à partager leurs émoluments avec cet être à part, ce missionnaire de l'équilibre humain pour qui une consultation peut facilement se prolonger deux ou trois heures, sans que le tarif fixé par la loi en soit d'autant augmenté. Il semblerait même que la Régie de l'Assurance-maladie refusait, jusqu'au 7 octobre 1978, de verser les honoraires d'usage lorsque les consultations portaient spécialement sur des séances de neuropsychothérapie. Dans le vocabulaire courant, ces cas-

1. LAFONTAINE, Raymond, *Les dysfonctions cérébrales mineures chez l'enfant*, dans *Le Médecin du Québec*, novembre 1975.

là sont connus sous l'étiquette de psychologie familiale.

Dans le milieu des neurologues, comme dans les autres milieux scientifiques d'ailleurs, il semble que l'on soit conscient que l'ère de la multidisciplinarité se révèle de nos jours insuffisante. Il faut combler cette lacune. En effet, le problème du « comment faire » avec les familles qui ont un enfant handicapé physiquement ou mentalement laisse perplexes bien des gens. Cependant, un nouvel espoir de récupération naît à la suite des travaux qui précisent de plus en plus que c'est vers l'interdisciplinarité, semble-t-il, que tout praticien doit s'orienter s'il veut réussir avec le patient.

Cette nouvelle tendance pratiquée entre neurologues s'étend maintenant aux quatre coins du pays. Les pédiatres réfèrent des cas à la clinique du huitième étage à Sainte-Justine. De plus en plus, des pédagogues entrent en contact avec le docteur Lafontaine afin d'être mieux renseignés sur le fonctionnement de sa théorie. Quelques membres du noyau initial, actuellement dispersés dans divers pays d'Europe, travaillent auprès de jeunes en difficulté selon la théorie encore innommée. Ils la vérifient. Il faudrait quand même songer à la baptiser cette théorie. Ce n'est un secret pour personne que le fait de donner un signifié à un signifiant devient un aide-mémoire précieux. Gordon nomme la sienne *Parents efficaces,* Janov, *Le cri primal.* Le docteur Lafontaine suggère comme nom à sa théorie *La complémentarité en famille.*

Il est évident que d'une spécialité à l'autre le lexique diffère. Ce langage ésotérique nécessite un décodage de la part des multiples intervenants, puis un encodage. C'est le genre de travail que le docteur Lafontaine accomplit auprès des personnes concernées par un cas. À un autre niveau, c'est aussi un peu le travail que j'effectue depuis le temps que je fais de l'observation aux côtés du docteur Lafontaine.

Je décode les propos scientifiques du neurologue et je les encode en langage ordinaire pour le monde ordinaire, pour vous, pour moi. Il est à espérer que dans un proche avenir d'autres personnes, des gestionnaires, des politicologues, des éducateurs, s'intéressent à la théorie et opèrent, pour le bénéfice de leur environnement, une transposition analogue.

La conversation se prolonge. J'écoute, sans trop saisir, l'a b c de ce que me raconte le docteur. Chose certaine, pour la première fois depuis trois mois, quelque chose me captive. Je suis loin du monde de la politique et je sens que c'est par le biais d'une évolution dans la connaissance de l'être que je retomberai sur mes pieds et que, peut-être, je saisirai les stratégies du milieu politique, si différent de celui de tous les jours. Peut-être que je comprendrai ce monde qui dévore les êtres, en fait des robots malgré eux, à moins que...

Du parent au communicateur

Cette marque d'intérêt doit se refléter sur mon visage. À un certain moment, M. Lafontaine me fait la proposition suivante:

— Écoutez, je n'ai pas le temps d'écrire. Le premier texte que j'ai produit demeure très technique. J'en ai écrit un autre; en substance il résume les propos que j'ai tenus lors d'une conférence que je donnais à la maison Rouyn-Noranda, institution pour jeunes délinquants, en 1976. Mon adjointe en a vulgarisé une partie mais elle est aussi une spécialiste. Tenez, j'aimerais que vous lisiez ces textes et me fassiez part de vos commentaires. Ils sont peut-être encore d'approche trop scientifique pour monsieur Tout-le-monde. Si cela vous intéresse, vous pourriez, dans un langage courant, essayer de rédiger quelque chose sur le sujet et susciter des échanges. Cela nous permettrait de progresser davantage. Le feed-back vécu est ici primordial[1].

L'idée me sourit mais j'objecte que je n'ai aucune formation dans le domaine de la psychologie et de ses dérivés. Parlez-moi d'Hubert Aquin, je pourrai vous en conter en long et en large. J'ai vécu avec ses écrits durant mes années d'études, m'appliquant à déchiffrer la structure de ses romans, à analyser son écriture; mais plonger, sans préparation, dans une théorie neuropsychologique, n'est-ce pas m'exposer à me casser la figure? Par contre, à titre de parent d'un enfant traité par le docteur Lafontaine depuis 1972, je suis un peu familière avec sa méthode de thérapie mais, à cette époque, elle ne me semblait pas aussi claire.

— Dans le fond, poursuit-il, vous êtes la personne toute désignée pour accomplir la tâche. Évidemment, le MAS ou tout autre organisme n'accorde pas de fonds pour ce type de recherche.

L'aspect monétaire m'importe peu. À quarante ans, après avoir expérimenté depuis 1963 un retour aux études depuis le secondaire jusqu'au deuxième cycle universitaire, je sens que l'aventure humaine que l'on me propose dépassera en qualité tout ce que j'ai vécu jusqu'à maintenant. Que ce cheminement s'accompagne d'un travail de rédaction est une chose excellente. La production devient l'agent

---

1. LAFONTAINE, Raymond, *Une approche génético-sociale de l'adaptation,* dans *L'enfant exceptionnel,* septembre 1976, vol. 12, n° 3, pp. 11-26.
LESSOIL, Béatrice, *La dimension parentale dans une approche génético-sociale des troubles de communication,* dans *L'enfant exceptionnel,* septembre 1976, vol. 12, n° 3, pp. 26-30.

de motivation et j'ai grandement besoin de ce genre de stimulation.

J'accepte de relever le défi, à condition que l'on n'attende pas de mon texte qu'il soit un manuel scolaire, un pâle reflet de la réalité scientifique. Je veux m'initier à la théorie pour ensuite, après l'avoir digérée, retransmettre ce que j'en ai retenu, en toute modestie. Mon interlocuteur ne semble pas ébranlé par mon manque de confiance. Il en a en réserve pour nous deux... et quand je le connaîtrai mieux, je pourrai dire qu'il accorde sa confiance à tous ceux avec qui il entre en contact s'ils manifestent un tant soit peu de motivation et de bonne volonté.

Je me souviens vaguement d'être sortie du bureau les mains pleines de documents. Lors de cette première rencontre, il n'a pas été question de s'entendre sur la manière de procéder. Je ne savais pas par quel bout prendre le travail et le docteur Lafontaine demeurait muet sur ce point. Semaine après semaine, j'allais régulièrement à l'hôpital m'entretenir avec le docteur et son adjointe. Les rudiments du travail qu'ils faisaient à la clinique, les histoires de cas intéressants survenus depuis notre dernière rencontre, les lectures à faire et les commentaires meublaient les heures passées ensemble.

De retour à la maison, je ne chômai pas. Mon premier geste fut de me regarder dans un miroir. Dans la force de l'âge, j'étais encore présentable. Intérieurement, je commençais à me découvrir. Quelqu'un me faisait confiance et offrait de m'initier à une science que j'avais toujours un peu méprisée, flottant dans une sécurité factice que j'avais vue se briser au hasard d'une élection. Pour la première fois, je participais à part égale à un projet. Je n'étais plus une subalterne. Mon opinion avait du poids. Je revivais.

Cependant, après quelques mois de lectures sur le sujet, de dîners hebdomadaires propices aux conversations brûlantes sur la théorie, je percevais que tout cela était bien beau, mais je ne voyais pas comment, de ce matériel, je pourrais extraire quelque chose de cohérent, accessible au plus grand nombre. J'admettais que je me limiterais au domaine usuel, laissant à d'autres, plus versés en la matière, le soin de reprendre le travail avec l'accent mis sur l'aspect scientifique. De réflexion en réflexion, mon idée se précisait. Si je voulais que l'approche génético-sociale de l'adaptation dans les troubles de communication fût comprise et essayée par les parents, il fallait que j'aie un contact quelconque avec les familles qui consultaient le docteur Lafontaine. C'est alors qu'un jour j'ai fait part de mes intentions au thérapeute.

— Selon moi, il n'y a qu'une façon d'arriver à cerner mon objectif. Il faut que je participe aux entrevues. Si vous le permettez, je pourrais, à titre d'observateur, assister à votre clinique. Je dispose de deux journées par semaine.

Après avoir débattu l'opportunité d'une telle méthode, il fut entendu que je pourrais m'installer avec mon cahier de sténo dans un coin du bureau et suivre le déroulement des entrevues.

Avec assiduité, je me rends les mercredis et vendredis depuis juillet 77 au cabinet du médecin. J'y apprends les secrets d'une théorie qui conduit à une meilleure connaissance de soi et à des échanges plus gratifiants avec les autres. Au fil des chapitres, j'espère réussir à transposer mes découvertes dans un langage clair et précis. Tout au long de l'expérience, je compte me servir d'histoires de cas comme preuves à l'appui que la théorie n'est pas une simple fumisterie. Les résultats sont probants dans la majorité des cas, si les actants comprennent les règles du jeu et les font passer dans leur vécu.

L'implication d'autrui

Telle l'œuvre ouverte — Umberto Echo, critique littéraire, croit que le texte peut être réécrit à plusieurs niveaux selon la formation et l'expérience du lecteur —, mon souhait est qu'à partir de cette ébauche chacun mène plus loin le projet selon son mode personnel. Certains se contenteront d'identifier à quel groupe ils appartiennent. Ils auront saisi le premier élément de la théorie qui s'intitule: les profils. D'autres essayeront d'établir un équilibre pour eux-mêmes et pour les autres en jouant avec les profils. Ceux-là participeront à la mécanique primaire de la théorie. Les parents qui le désirent appliqueront dans toute sa richesse la théorie en la pratiquant au sein de leur famille respective. Dans ce milieu, ce mode d'approche prendra toute sa signification en tant que moyen de la communication. Les personnes difficiles à convaincre, celles qui ont toujours la critique négative à la bouche, pourront parler des failles de la théorie et ainsi, tout en la démolissant, l'améliorer. Quant aux autres, spécialistes en la matière, celles pour qui l'être humain est familier, je les convie à reprendre à leur compte la théorie et à pousser davantage sa perfection avec les instruments de travail qui leur sont propres et avec leur expérience.

II

Éduquer, c'est inventer

Convention/innovation

> « Les parents s'entendent généralement sur le principe d'éduquer leurs enfants, mais c'est sur les moyens qu'ils diffèrent... Certains élèvent leurs enfants comme ils l'ont été eux-mêmes; d'autres délaissent le mode conventionnel et cherchent à innover s'adaptant ainsi à la réalité de leur époque. En éducation comme partout ailleurs, il y a toujours deux pôles d'attraction. »

Cette réflexion du docteur Lafontaine porte en filigrane une série de principes éducatifs qui font appel au vécu des individus au lieu d'être alimentés à même les traités conventionnels sur le sujet. Ils seront étudiés les uns après les autres en cours de route. Pour le plaisir de la chose, faisons une revue sommaire des idées véhiculées au cours des siècles, d'abord en éducation puis, ensuite, en psychanalyse et en psychologie, quant à l'état réel de l'être à la naissance. Chaque époque, chaque génération met de l'avant des principes qui, généralement, s'accordent avec la philosophie du temps.

Ainsi, *Le Contrat social* de Jean-Jacques Rousseau

propose un art de vivre en société que l'auteur reprend dans son *Émile,* conscient que l'interaction de la société et de l'individu est inévitable. Son souhait: rompre avec la tradition et formuler des règles nouvelles, tant pour la société que pour les personnes qui la composent. Il préconise pour l'adolescent de son temps un régime de formation très souple. Rousseau se fixe une doctrine dont il tire toutes les conséquences. Il croit que l'homme est naturellement bon, que la société a corrompu cette bonté et qu'il faut, autant que possible, faire un retour à la vertu primitive. Ses idées réformistes marquent une étape dans l'évolution des principes éducatifs propres à cette époque.

Sigmund Freud, le père de la psychanalyse, crée une science dont l'objet est la vie psychique consciente et inconsciente. Le champ d'analyse de l'être humain s'élargit grâce aux recherches de ce savant. Selon lui, l'être humain naît taré et il est indispensable que, tout au cours de sa formation et de sa vie, il développe un puissant système de défenses afin de se prémunir contre ses impulsions mauvaises et contre les attaques du monde extérieur. Cette forme de pensée va beaucoup plus loin que celle qu'a léguée l'auteur du XVIIIe siècle. L'humanisme de Rousseau a ouvert les portes au courant romantique; celui de Freud, les avenues toujours plus complexes des relations humaines.

Longtemps les disciples de Freud s'inspirent directement de l'enseignement du maître. Les assises de la psychanalyse paraissent inébranlables, puis quelques brèches ici et là semblent remettre en question certaines données du professeur autrichien. Je voudrais souligner l'apport du docteur Arthur Janov dans *Le cri primal* (1976). Ce scientifique renoue avec l'idée rousseauenne que l'individu est foncièrement bon et équilibré à la naissance. Il n'a donc pas besoin de s'entourer d'un filtre pour bloquer les traumatismes que lui transmet le monde extérieur. Il est un être avec des besoins réels au départ et c'est la société, dès sa petite enfance, société représentée par ses parents, qui en fait un individu névrosé, c'est-à-dire tendu et à la recherche constante de moyens capables de combler les frustrations que, consciemment, il ne parvient pas à identifier.

Pour sa part, le docteur Lafontaine refuse de se prononcer jusqu'à maintenant sur les prédispositions bonnes ou mauvaises du bébé qui sort du sein de sa mère. Cependant, dans les quelques semaines qui suivent la naissance, il peut avec précision déterminer si le nouveau-né s'identifiera à son père ou à sa mère. Du point de vue de la génétique, ce phénomène reste inexplicable selon les données actuelles de la science. Toutefois, un fait est indubitable. L'expérience démontre que cette capacité d'identification à l'un ou à l'autre parent affecte également les enfants adoptés. Le docteur Lafontaine, dans son analyse des comportements, tient compte avant tout de l'environnement immédiat de l'enfant. La cellule familiale, premier milieu de l'enfant, devient un lieu d'observation important. D'une part, le médecin utilise les données de la neuropsychologie pour camper la personnalité de chacun des membres de la famille; d'autre part, la sociologie lui sert de support dans l'établissement de relations harmonieuses entre chacun d'eux.

En ce qui concerne ce micro-organisme, la cellule familiale, l'application des principes de la neuropsychosociologie donne des résultats appréciables. (Voir les histoires de cas présentées aux chapitres III et IV.) N'est-il pas permis d'envisager une extension de ces principes à des macro-organismes tels l'école, l'hôpital, la ville, l'appareil gouvernemental et que sais-je encore?

D'ailleurs, la tentative d'appliquer la théorie du docteur Lafontaine à une réalité autre que celle de la famille est déjà chose faite[1].

Inadaptation/normalisation

En juillet 1976, un comité d'études formé de monsieur L. M. Raymondis, du Centre d'études des méthodes objectives en Sciences humaines (CEMO) à l'université Claude-Bernard, à Villeurbanne, en France, de monsieur Antonio Flamand, directeur général de la Maison Rouyn-Noranda et du Pavillon Charleroi-Boyer, et du docteur Raymond Lafontaine, alors président du Pavillon Charleroi-Boyer, expose aux autorités administratives du temps les grandes lignes d'un programme élaboré pour les enfants handicapés mentaux qui fréquentent ce centre d'accueil et leurs parents.

L'objectif de ce programme: prodiguer les services nécessaires à des enfants considérés comme handicapés mentaux en vue de leur procurer une indépendance de vie.

L'observateur le moins averti constate tout de suite que les aptitudes initiales de ces enfants à répondre aux sollicitations du milieu correspondent à un trait généralisé qui est l'accumulation au fil des jours de problèmes non résolus de façon harmonieuse. Jusqu'à maintenant, le traitement préconisé a consisté surtout à se centrer sur l'enfant en essayant de réaliser des ajustements plus ou moins judicieux.

Les auteurs du nouveau programme insistent sur le fait qu'il ne sert à rien de vouloir changer l'enfant. Il est préférable de modifier son environnement car l'expérience révèle qu'un type très particulier de présence au monde peut être

---

1. RAYMONDIS, L. M., FLAMAND, A., LAFONTAINE, R., *Notes d'orientation pour la définition de la philosophie, la planification et la programmation d'un centre d'accueil pour enfants handicapés mentaux*. Texte inédit, 1976.

gratifiant dans tout l'ensemble relationnel, à condition qu'il soit assumé. Dès lors, le travail est de tendre à créer une situation d'échanges concordant avec le milieu familial, scolaire ou de travail propre à l'enfant. Mais les contacts gratifiants ne s'établissent jamais sans tension. Il est donc normal que l'enfant provoque et subisse en retour une crise dans tout son système écologique. L'idée est que les responsables de la réhabilitation de l'enfant ajustent leurs exigences à chacune des étapes du développement de celui-ci. Le processus du feed-back serait le moyen indiqué pour situer ces divers niveaux de développement. Cette relation évolutive entre les divers intervenants et l'enfant dure le temps qu'il faut pour qu'apparaisse, à partir même du handicap, une poussée créatrice chez le traité.

Afin d'en arriver à produire ce résultat, on encourage l'agressivité externe de l'enfant et on la fait admettre par la famille dont la collaboration est une exigence fondamentale à la réussite du traitement. Plus de surprotection ou de fuite. Désormais l'accent est mis sur les affrontements créateurs entre l'enfant et ses parents.

Comment s'y prend-on pour sensibiliser les parents et les amener à participer à une telle expérience, à y participer de façon positive? Depuis longtemps ils se sont résignés à voir dans leur rejeton un être dépendant, souvent rejeté par la société.

On leur présente la théorie du docteur Lafontaine, la leur rendant simple et perceptible. Les parents sont informés du principe, en réalité fort complexe, de la hiérarchie qui existe entre les canaux d'information (profils visuels et profils auditifs) et les réactions expressives correspondantes. On démystifie pour eux ce principe en même temps qu'on les valorise dans leur capacité d'être les meilleurs juges de leur enfant. Ils sont intégrés à l'équipe interdisciplinaire qui travaille au mieux-être de leur fils ou de leur fille. Leur expérience vécue est un élément important de solution des problèmes de l'enfant.

Comme on le voit, à la base du programme expérimenté au cours de l'année 1976 au Pavillon Charleroi-Boyer, se retrouve la nécessité d'une communication fructueuse établie entre l'enfant et ses parents. Au dire de plusieurs parents que j'ai rencontrés à la clinique, cette manière de procéder a donné des résultats positifs. Pour une fois, les spécialistes tenaient compte de l'avis des parents et ceux-ci, en retour, acceptaient de jouer le rôle qu'on leur assignait. Il semble que le désaccord entre les concepts proposés par les auteurs du programme et la philosophie des autorités de l'époque soit la cause qui a mis un terme à cette expérience.

J'ai cru utile de mentionner cette tentative d'application de la théorie à un milieu autre que le cadre familial. Mais n'ayez crainte, mon but n'est pas d'entrer dans les dédales scientifiques ni dans les appareils d'État plus lourds à réorienter. Ma préoccupation est d'exposer simplement les grandes lignes de la pensée du docteur Lafontaine en ce qui a trait aux relations extrêmement importantes que nouent parents et enfants dans toutes les familles du monde.

Mariage traditionnel/« open »

Restons-en à l'essentiel. De nos jours la famille se limite au noyau de base. Chaque année, des milliers de filles et de garçons entrent dans l'institution du mariage; des milliers d'autres laissent le contrat de côté, mais décident de partager une vie commune qui durera aussi longtemps que les personnalités se percevront comme complémentaires dans leur évolution.

Tant que les couples fonctionnent à deux, il n'est point nécessaire d'envisager le recours à un type de dynamique familiale. Ces gens n'ont pas d'enfants. Il leur suffit d'entreprendre de se connaître afin d'assurer un meilleur épanouissement de chacun des partenaires. Cette recherche implique que la communication s'installe entre les conjoints. Souvent, ces derniers ignorent les raisons fondamentales pour lesquelles ils ont décidé de partager leur vie avec telle personne plutôt qu'avec telle autre. Ordinairement, ce n'est que plus tard, lorsque la vie commune commence à se compliquer, que la prise de conscience se produit, trop souvent sous un mode négatif[1]. La situation risque alors de se détériorer. C'est autour de la septième ou de la vingtième année de vie conjugale que la remise en question du couple a lieu. Les raisons de la mésentente peuvent être multiples, mais je croirais qu'il s'agit primordialement d'un problème de communication. L'absence d'échanges profonds entre les partenaires appelle l'indifférence de l'un par rapport à l'autre et provoque à long terme une rupture. Souvent le cloisonnement conduit à la perte de la personnalité de l'un des conjoints au profit de l'autre. Cette trop grande identification prend la part du lion dans l'éclatement du couple. Les statistiques révèlent que divorces et séparations se produisent d'abord à cause de difficultés financières, ensuite à cause de divergences dans le choix des amis, puis, dans une proportion moins grande, à cause d'un vice de l'un ou l'autre conjoint ou encore, d'une incapacité à s'entendre sur le plan sexuel. Vivre dans l'ombre de son mari ou de sa femme a une portée dévastatrice bien plus grande que l'on pense. Autrefois, il était courant que les couples présentent un front commun lors

1. « Mais la rupture est rarement une fête… c'est en sortant leurs griffes que les disjoints entrent dans leur nouveau destin. Ils tombent libres comme on tombe amoureux, avec cette nuance que dans leur cas la fatalité est de signe négatif. » Jacques Dufresne, philosophe, *Le Devoir,* samedi 4 novembre 1978, p. 5.

de toutes les décisions, mineures ou majeures, qui affectaient ces derniers. Nombreux sont les ménages qui nous confient combien ils se sentent mal dans leur peau. Comme individus, ils ont l'impression d'être étouffés[1]. Le conjoint dominant rejette l'autre parce qu'il ne retrouve plus en lui les qualités de jadis. La vie devient monotone à vivre avec quelqu'un pareil à soi, dont la créativité est au point mort et dont la sécurité affective dépend entièrement de l'autre. Le conjoint dominé fonctionne toujours selon un mode qui ne lui est pas naturel. Chaque geste, chaque parole résulte d'un effort d'adaptation qui, à la longue, le crispe de telle manière que son état, physique et moral, s'en ressent. J'appellerais ces ménages des ménages « traditionnels ».

À l'opposé, se situe le mariage « open ». Ce type d'entente favorise l'autonomie des partenaires au détriment, semble-t-il, de leur interdépendance. Deux sociologues américains, le couple O'Neill, ont écrit sur le sujet un livre intitulé *Le Mariage open* (1970), qui est devenu le livre de chevet de toute une génération d'individus intéressés à réussir leur union.

Mais dans la pratique le mariage « open » ne s'est par révélé la solution aux problèmes de la vie commune. D'une part, la grande latitude des conjoints a vite donné lieu à des abus de toutes sortes. Un climat de méfiance s'est installé qui a nui au bon fonctionnement du couple. D'ailleurs, le couple O'Neill, à l'automne 1977, a corrigé dans une série d'entrevues parues dans le journal *The Montreal Star* certaines opinions émises dans son livre.

---

1. « Les disjoints sont le plus souvent la proie d'une force centrifuge qui brise pour briser, qui isole pour isoler... Le monde livré aux forces centrifuges est inhumain. Il est impossible de s'épanouir en dehors des liens inconditionnels créés par les forces centripètes. Les liens inconditionnels peuvent exister au niveau du groupe. » Jacques Dufresne, philosophe, *Le Devoir,* samedi, 4 novembre 1978, p. 5.

Ils laissaient entendre qu'il n'est pas toujours souhaitable de pousser à l'extrême l'ouverture de son mariage, qu'il faut viser un équilibre du couple et de l'individu. D'autre part, les couples soucieux d'adopter les principes du mariage « open » se sont sentis désorganisés. De la théorie à la pratique ils ont constaté l'existence d'un fossé difficile à combler. Et pour cause. Il est reconnu que la majorité des couples suivent les traces de leurs parents et se conforment à un comportement traditionnel, quel que soit leur rang social. Ce fait saute aux yeux pour peu que l'on se donne la peine de regarder autour de soi ses frères, ses sœurs, ses amis, ses connaissances. Pourquoi est-il si délicat de libéraliser les règles du couple? Parce que le modèle parental légué a des racines tellement profondes qu'il submerge toute volonté de vivre selon un mode « open ». D'ailleurs, la société actuelle accorde au mot « open » un sens beaucoup plus près de celui de la concurrence que de celui de la complémentarité. Or, dans un système concurrentiel, il y a toujours un perdant et un gagnant. Mais, à l'intérieur du couple, chacun des partenaires veut jouer gagnant. Comment contourner ce nouveau problème?

Entre la tradition et le modernisme, le couple essaie de survivre. Les échecs sont nombreux. Un ménage sur quatre vit les affres de la rupture. Est-il pensable d'éviter ce chaos? Comment recycler les personnes, adeptes du mariage « traditionnel » ou du mariage « open », afin qu'elles gardent leur autonomie et leur personnalité tout en participant aux liens étroits de la vie commune?

Neurologie à l'ancienne/à la moderne

Indirectement, le docteur Lafontaine, par les principes qu'il met de l'avant, propose un modèle de solution. Depuis une quinzaine d'années, ses recherches l'ont conduit à identifier deux modes de perception chez l'individu. Cette découverte est le fruit de plusieurs observations dans des domaines reliés de près ou de loin à la neurologie. Mais laissons-lui la parole:

> « En 1964, il y avait deux façons de pratiquer la pédiatrie quand on abordait le domaine de la psychothérapie. Comme résident en neurologie, il fallait que je m'adapte à la méthode de l'un ou l'autre de mes patrons. Je remarquais que même les parents choisissaient leur médecin en fonction de la méthode qu'ils valorisaient personnellement. Un clan s'appuyait sur des données rigoureuses et évitait de déroger aux prescriptions prévalantes ou reconnues alors que l'autre était moins rigide et ajoutait la dimension « réalité humaine » dans le traitement du malade. Cette querelle d'écoles amenait une confrontation certaine et le premier lésé pouvait être le malade. Parfois, cependant, les deux factions entreprenaient de dialoguer sur tel aspect du problème. Souvent, les factions opposées se métamorphosaient en groupes complémentaires. Finalement, après discussion, il n'était pas rare de faire le consensus autour d'une méthode de soins qu'un groupe ou l'autre, fonctionnant seul, n'aurait pas retenue. Il y avait aussi un autre phénomène. Lors de l'examen, le préjugé était que l'enfant ne coopérait pas. À dix mois, un an... ça me faisait rire... il ne coopérait pas dans les dossiers mais... Le malade, c'est pas une maladie. En 1964, on jurait seulement par les méthodes connues en pédiatrie, en pédagogie. Je me suis dit à un moment donné: c'est bien beau les méthodes, mais il y a certainement autre chose. Il y a peut-être deux moules, deux façons par lesquelles l'enfant peut s'ouvrir au monde. Monsieur Euchariste Paulhus, de Sherbrooke, et moi avons réussi à mettre sur pied une équipe interdisciplinaire. Monsieur Paulhus était alors vice-doyen de la Faculté des Sciences de l'Éducation à Sherbrooke. Nous sommes partis chacun

dans notre spécialité. On avait les enfants comme moyens de contrôle. Avec des psycho-éducateurs et des éducateurs, nous pouvions tout de suite obtenir le feed-back. Il s'agissait de ne pas se cacher nos vérités. En termes neurologiques, tout le monde ne réagit pas de la même façon. Pourquoi n'en serait-il pas ainsi chez les bébés? Nous sommes en retard quand les enfants nous arrivent vers l'âge de neuf ou dix ans. La synthèse ne se fait pas chez tous de la même manière. Après beaucoup de tâtonnements, nous en sommes arrivés à présumer qu'il y avait deux modes de perception chez l'être humain: le mode visuel objectal et le mode auditivo-relationnel. C'est tellement vrai que l'entonnoir s'ouvre. »

L'entonnoir s'ouvre. Cela veut dire quoi? Le docteur Lafontaine prétend que le fait d'avoir réussi à faire la synthèse des modes de comportement visuel et auditif chez les bébés permet d'envisager un nouveau départ en psycho-éducation certes, mais aussi dans d'autres domaines où l'on fait appel à la dimension humaine. Il est possible qu'une fois établie la perception cognitive bi-dimensionnelle, toutes les activités humaines et, par ricochet, toutes les sciences qui les gouvernent se recentralisent autour de cette notion.

Apprentissage classique/dynamique

En rétrospective, le docteur Lafontaine mentionne qu'intuitivement il a senti cette dualité perceptive à plusieurs reprises. D'abord, au cours de ses études classiques. Il se rappelle en particulier l'impression qu'il avait eue d'un de ses professeurs de philosophie. Lorsqu'il donnait son enseignement magistral, ce professeur semblait toujours aborder sa matière selon un mode auquel il ne croyait pas. Il paraissait mal à l'aise. On aurait dit que les pressions du milieu, que la rigidité du programme l'obligeaient à aborder la matière à l'étude selon une méthodologie qui lui était étrangère. Cependant, il n'y a pas de doute que si le philosophe s'était laissé aller à son intuition et à son goût, son cours aurait été conçu et présenté sous une autre facette.

Le même phénomène s'est révélé lors des études médicales poursuivies par le docteur Lafontaine. En se remémorant ses professeurs de faculté, il reconnaissait, chez eux aussi, deux modes de comportement face à la manière de faire passer le message scientifique. Certains transmettaient leur savoir directement; d'autres passaient par le biais d'un objet. Là aussi se retrouvaient donc deux catégories de personnes: celles qui étaient plus à l'aise dans l'abstrait et les autres, plus à l'aise dans le concret.

Son expérience personnelle lui signifiait également que les qualités requises du chercheur en médecine semblaient différentes de celles qui sont indiquées pour le clinicien. Pourquoi, se disait-il, y a-t-il toujours un verso et un recto, un endroit et un envers? Est-il logique, dans ce contexte dualiste, de croire que tous les individus s'uniformisent selon un moule unique? Est-il véridique de dire que la perception de tous passent par les mêmes canaux?

> « Et pourtant, chaque fois que j'examinais des petits, je croyais discerner deux modes de perception tout comme, antérieurement, j'avais senti deux façons d'aborder les problèmes tout au long de mon apprentissage scolaire jusqu'à l'université. »

Pratique/théorie

Ce qui se dessinait, à coups d'intuition et d'observation, était que le champ théorique pouvait entrer en contradiction avec la réalité pratique. Il fallait donc se méfier de la science en capsule et observer le réel de plus près avant de formuler une théorie, peu importe laquelle. Pour être valable, une théorie se devait d'être la signification donnée à un déroulement déterminé de la réalité observée.

Fidèle à lui-même, le docteur Lafontaine se mit à observer le vécu des êtres. C'est à partir de situations concrètes qu'il émit l'hypothèse qu'il existait deux modes de sensibilité chez l'être humain, c'est-à-dire deux profils: le visuel et l'auditif.

Universalité de la double perception

En effet, dans toutes les manifestations de l'activité humaine, il semble évident que toute question est toujours analysée sous deux angles complètement différents. Comme si deux pôles d'attraction existaient et que l'un soit privilégié par rapport à l'autre selon les mentalités. Par exemple, à un moment donné, l'enseignement adopte un mode conventionnel alors qu'à un autre, on le désire innovateur. Le même phénomène se reproduit quand on se centre sur l'enseignement dit spécialisé. Certains parlent d'inadaptation alors que d'autres vantent les mérites de la normalisation. Le mariage est-il une institution traditionnelle ou une union plus libre? Cela dépend du genre de relations que deux individus décident de partager. Et la neurologie, est-elle une spécialité limitée à mesurer les dégâts pathologiques ou une science capable d'englober la totalité de l'individu? L'expérience personnelle semble elle aussi s'alimenter à même cette double perception.

Le docteur Lafontaine croyait de plus en plus à cette loi universelle de la dualité cognitive. Mais encore lui fallait-il la transporter sur le plan individuel et familial en la vérifiant dans le vécu des gens et démontrer quelles composantes entraient dans chacun des modes de comportement. La tâche n'était pas facile et il était indispensable de prendre le taureau par les cornes, c'est-à-dire de s'allier les données de la psychologie et de la psychanalyse. Il raconte ce qu'il a fait:

> « *When you can't beat them, join them!* C'est exactement ce que je décidai de faire. Les psychologues et les autres étaient sceptiques quant à la validité de ma proposition, à savoir que deux types de sensibilité existaient chez les individus. Je me suis mis en frais de parcourir toute la littérature psychologique puis de travailler avec eux pour mieux décoder ces théories et ces livres. Quand j'eus maîtrisé leur vocabulaire, j'ai commencé à comprendre leur point de vue, tandis qu'eux s'ouvraient davantage à ma conception de la dualité de perception. Leur intérêt a fait que je me suis senti autorisé de reprendre, relire et repenser la neurologie pour m'apercevoir que cette dualité pouvait aussi se retrouver là. Aujourd'hui, je peux, sans risque de me tromper, faire les profils chez un nouveau-né juste à sa façon de réagir quand je suis appelé à le manipuler. »

Aujourd'hui, le docteur Lafontaine a réussi à cerner les réactions qui font qu'un individu est de type visuel ou de type auditif et il utilise ces notions comme critères fondamentaux dans son approche originale des troubles de communication à l'intérieur de la cellule familiale.

III

Le jeu amusant des profils

Le docteur Lafontaine affirme:

> « Les parents ont tous les deux raison dans les propos qu'ils tiennent... La meilleure solution à un problème doit tenir compte de deux facteurs: le profil de l'enfant et la situation qu'il a à affronter. Connaître son profil et celui de son enfant est le point de départ, l'élément premier avec lequel les parents doivent se familiariser pour établir une communication valable à l'intérieur de la famille et faire jouer la complémentarité.

Complémentarité des intervenants

Il est évident que la reconnaissance des traits spécifiques à chacun des profils est le résultat de plusieurs années d'observation sur le terrain. Il a fallu qu'à des centaines d'exemplaires les mêmes dénominateurs communs soient notés chez les individus consultant le docteur Lafontaine ou son adjointe, madame Béatrice Lessoil, pour qu'avec certitude la dualité de perception chez l'être humain soit établie.

L'accumulation de ces données et leur regroupement ont permis d'en arriver à l'existence du double portrait que je vous décris ci-après.

Il est important de savoir que le choix de madame Lessoil à titre de collaboratrice n'est pas arbitraire. Le docteur Lafontaine est un auditif. Les parents l'ont amené, au plan de son travail, à reproduire le jeu de la complémentarité, en formant équipe avec son profil contraire, une visuelle.

En effet, le duo, lors des séances de neuropsychologie, se conforme aux préceptes de base de la théorie. Chaque cas est d'abord vu par l'un ou l'autre des spécialistes. Puis, lors des rencontres subséquentes, la communication patient/thérapeute se noue souvent entre profils correspondants. Le message, semble-t-il, est interprété de manière plus positive s'il est tenu compte de ce type d'approche.

La fascination des profils

Faire les profils, c'est l'étape première de l'application de la théorie. Cela signifie que l'individu découvre à quelle catégorie de gens il s'identifie naturellement par le biais de ses affinités sensorielles. Il réagit comme un VISUEL ou comme un AUDITIF dans les situations nouvelles. Il est surprenant de voir comment les gens retiennent ces deux vocables. Il y a plusieurs mois, il m'est arrivé de parler de la théorie avec le directeur d'une revue scientifique québécoise. Il est évident que je commence par lui décrire les profils. Dès lors, mon vis-à-vis entre dans le jeu et se classe lui-même. Il insiste pour classer certaines de ses connaissances qui assistent à la même réunion que nous. Ce jeune homme désinvolte, visuel d'appartenance, sceptique de par sa profession, manifeste un intérêt que je trouve satisfaisant, compte tenu du fait que je commence à vérifier l'impact que crée le dévoilement de la théorie chez les individus que je rencontre au hasard de mes déplacements. Après plus d'une heure de discussion durant laquelle il soulève quand même quelques objections quant à la scientificité de la théorie — sa réaction est normale: il est dans un milieu où le souci de l'exactitude est important —, nous nous quittons. Récemment, lors d'un voyage à Québec, je croise le même bonhomme. Son premier mot: « Je ne me rappelle plus votre nom, mais je me souviens de votre visage en bon VISUEL que je suis. » Cette anecdote éclaire assez sur la soif qu'ont les hommes et les femmes de notre époque de se connaître, de même que sur l'espèce de fascination qu'inspire la théorie à ceux à qui l'on en parle.

La répartition des profils

Il y a donc des visuels et des auditifs. Leur répartition dans la société serait foncièrement à part égale. Nous rencontrons autant de visuels que d'auditifs et cela indépendamment du sexe des individus. Le couple est toujours complémentaire, c'est-à-dire composé d'un visuel et d'une auditive ou d'une visuelle et d'un auditif. Jamais, depuis que le docteur Lafontaine travaille sur ce dossier, un couple identique ne s'est rencontré. Instinctivement, le mâle ou la femelle est attiré par son type contraire. C'est même la seule façon dont les couples se forment. Si, par inadvertance, deux individus de profils identiques s'unissent, il ne sera pas long qu'ils vont se rendre compte de leur erreur.

Mais comment s'y prendre pour prouver cette complémentarité? Il va de soi que c'est en démontrant l'existence de la double perception sensorielle, c'est-à-dire des profils. Je tente ici une description aussi fidèle que possible de l'un et l'autre profil.

Les diverses stimulations

Je commence par énoncer les diverses stimulations auxquelles l'individu répond spontanément. Elles sont de plusieurs ordres: les stimulations visuelles, auditives, tactiles, kinesthésiques, vestibulaires, olfactives et gustatives. Ce sont les deux premières qui intéressent davantage puisque la société dans laquelle s'insère l'individu propose des modèles d'intégration surtout à partir de stimulations audio-visuelles. Christian Metz insiste sur la prédominance de ces stimulations par rapport aux autres:

> « La psychophysiologie distingue classiquement les « sens à distance » (la vue, l'ouïe) des autres sens qui procèdent tous de proche en proche et qu'elle appelle « sens du contact »: toucher, goût, odorat, sens cénesthésique, etc... Ce n'est pas par hasard que les principaux arts socialement reçus se fondent sur les sens à distance, et que ceux qui reposent sur les sens du contact sont souvent considérés comme « mineurs ». Pas par hasard non plus que les imaginaires visuels ou auditifs ont joué dans l'histoire des sociétés un rôle bien plus grand que les imaginaires tactiles ou olfactifs[1]. »

Quant au docteur Lafontaine, on sait déjà qu'il en fait l'hypothèse de base de sa théorie de la communication en regard de la différence fonctionnelle des deux hémisphères cérébraux. Il admet que les stimulations moins développées pourraient venir se greffer aux principales sous une modalité très personnalisée et selon les jonctions suivantes: les stimulations tactiles affectent d'une façon particulière les personnes qui ont un profil visuel ainsi que les stimulations vestibulaires. Par contre, le profil auditif ne paraît pas hypersensible à ces stimulations. Il est à

---

1. METZ, Christian, *Le signifiant imaginaire*, éd. 10/18, Paris, 1977, pp. 83-84.

espérer qu'avec l'apport de la recherche, des sous-groupes pourront devenir des entités autonomes bien définies qui participeraient à part entière comme agents de stimulation et de connaissance de l'être humain. Comme supplément d'information, il est à noter qu'un pédagogue enseignant à l'Université Laval[1] fait état qu'un de ses collègues américains a déjà tenté d'établir au cours d'une recherche des sous-groupes semblables à ceux qui sont mentionnés plus haut.

La stimulation auditive[2], nous la retrouvons dès la naissance chez le nouveau-né. L'enfant reconnaît en premier lieu la voix de sa mère. Avant même qu'il ne puisse la voir, il réagit et tourne la tête vers la source sonore. La voix du père, qui est généralement plus grave, peut, dans certains cas, impressionner l'enfant qui fige, sursaute et va même parfois jusqu'à pleurer.

La stimulation visuelle[2], nous la reconnaissons chez l'enfant qui a besoin de voir tout ce qui l'entoure, qui n'ose pas se fier à ce qu'il entend, qui a peur du noir, qui fige devant la personne ayant un visage sévère ou trop sérieux.

La stimulation tactile existe[2], elle aussi, dès la naissance. L'enfant est stimulé par la fessée qu'il reçoit du médecin pour lui arracher le premier cri. Ensuite, il découvre la chaleur des bras de sa mère et de son père, également le contact avec l'eau lors du bain, etc.

Mis en présence de ces divers types de stimulation, comment réagit le visuel?

---

1. LESSARD, Jean-Charles, P.H.D., pédagogie.
2. Cette définition est tirée du texte de Béatrice Lessoil, *La dimension parentale dans une approche génético-sociale des troubles de communication.*

Réagir en VISUEL

Le visuel, comme son nom l'indique, se sert surtout de ses yeux dans les situations nouvelles. Par exemple, lors d'une rencontre avec un inconnu, le visuel est impressionné par l'apparence de cette personne au point de se retirer s'il sent que le contact est difficile. Par contre, un visage souriant, affable, lui rend confiance et l'incite à nouer une conversation. Un simple coup d'œil, approbateur ou réprobateur, suffit à éveiller le visuel et à lui faire prendre conscience de ce qui va ou de ce qui ne va pas. D'ailleurs, le visuel est entièrement tourné vers autrui. Il se connaît surtout par l'autre. Son besoin de plaire fait qu'il recherche constamment l'approbation de son entourage. Il accomplit les besognes en autant qu'il peut déterminer leur utilité envers quelqu'un ou envers un groupe quelconque. Son point de référence étant l'autre, il est primordial qu'il reçoive constamment le feed-back de ceux qui l'entourent. C'est ainsi qu'il peut évaluer la validité de ce qu'il accomplit. Lorsqu'on désire nouer une relation avec un visuel, il est préférable de passer par un objet. Cette manière de procéder peut sembler tâtillonne à moins que l'on sache que le visuel n'intériorise pas, de façon générale, les données qui lui viennent de l'extérieur. Il en prend note et juge de leur valeur en les comparant à d'autres venant elles aussi du dehors. Par exemple, le père visuel aux prises avec un enfant qui a des troubles d'apprentissage répondra à l'appel d'aide qui lui est lancé dans la mesure où cet appel lui vient de sources extérieures au foyer. Sa femme aura beau insister auprès de lui au sujet de l'enfant en difficulté, elle ne réussira pas à le sensibiliser au problème aussi bien que le fera le titulaire de classe. La raison: le visuel préfère qu'on lui réfère le cas en toute connaissance de cause. Ici, le problème a été perçu à l'école et il est normal que la personne jugée la plus compétente et impliquée directement dans l'affaire soit l'interlocuteur scolaire. Le visuel aime le mode de communication direct. « Pose-moi la question directement. Arrête de tourner autour du pot. Comment veux-tu que je réponde si tu mêles tout? » répète-t-il à maintes reprises.

J'ai cité l'exemple d'un père qui découvre que son enfant a du mal à l'école et j'ai expliqué comment il aimerait apprendre la nouvelle. Maintenant, je m'arrête à l'enfant visuel lui-même et je tente d'expliquer son manque de succès en classe. Supposons qu'un lundi matin, Jean, âgé de huit ans, soit bien installé à son pupitre en train de répondre à un examen de français. Il panique devant la feuille blanche, n'écrit rien ou encore répond de travers aux questions. Pourtant, la veille, lors de la révision à la maison, sa matière semblait sue. Que se passe-t-il donc? Le pourquoi de cette incapacité provient du fait qu'à la maison l'enfant pouvait toujours se tourner vers ses parents pour savoir s'il avait ou non la bonne réponse. Mais, devant sa copie d'examen, l'enfant bloque. Qui lui dira si ce qu'il va écrire est bon ou mauvais? Comme il est visuel, qu'il a une mémoire photographique, le truc pour mettre un terme à ce doute est de l'habituer à photographier les pages à étudier. Ainsi, lors du concours, il pourra visuellement se référer, dans sa tête, à son livre. Il saura qu'à la page neuf, paragraphe trois, la réponse à telle question est inscrite. Il parviendra à se retrouver par lui-même au lieu de se fier à l'air que présente son vis-à-vis qu'il soit papa, maman, l'instituteur, l'ami avec qui il joue au ballon, etc.

De nature, le visuel est plutôt insécure. Je parle ici du visuel non intégré, qui ne se connaît pas. Où sont ses forces? Où se situent ses faiblesses? Il l'ignore. Replié sur lui-même, ou encore agressif envers les autres, le visuel en désaccord avec sa personne a tendance à être craintif face à l'avenir. Ce trait accentue son penchant à accumuler des richesses[1]. Il thésaurise. Cet amas de biens semble lui assurer une certaine autonomie. Ainsi, j'ai une amie dont les relations avec son mari sont tendues depuis des années. De plus, Gilbert, âgé d'une cinquantaine d'années, souffre d'une maladie cardiaque. Anne, sa femme, s'est mis dans la tête de faire fructifier le pécule familial. Elle suit des cours de gestion, s'intéresse aux fluctuations de la bourse, au marché immobilier. Elle consulte des spécialistes avant d'investir dans tel ou tel domaine. Elle se réjouit quand elle effectue une bonne transaction. Elle est maintenant assez sûre d'elle-même pour assumer sans coup férir une perte. Il faut voir que, chez Anne, la sécurité financière n'est pas une fin en soi. Dans son cas, elle est devenue un moyen par lequel cette femme s'est valorisée et a réussi à devenir complémentaire à son époux.

Chez le visuel, on décèle un grand souci de l'ordre. Il se sent mieux quand ses objets sont classés soigneusement. Pour vous en convaincre, visitez l'atelier de bricolage d'une de vos connaissances que vous avez étiquetée comme visuelle. Marteaux, ciseaux, couteaux, scies, tournevis, clés anglaises sont ordinairement rangés selon un certain ordre de grandeur[2], un certain sens de l'utilité et même un goût prononcé pour une disposition esthétique. Dans un autre ordre d'idée, il est fréquent de constater que dans le milieu des affaires un patron auditif recherche les services d'une secrétaire visuelle. Instinctivement, il a saisi cette complémentarité. Je suis même allée jusqu'à poser cette question à ce type de patron: « Pourquoi et en vertu de

---

1. Il est normal que le visuel aspire à des possessions matérielles à cause de son esprit davantage concret.
2. Des facteurs éducationnels jouent également là-dedans un grand rôle. Un visuel élevé dans le désordre n'aura pas le souci de l'ordre et il souffrira énormément de son laisser-aller.

quels critères choisissez-vous votre secrétaire? » Il m'a répondu: « Je sais que je n'ai pas beaucoup d'ordre, alors je m'associe du personnel qui comble ma lacune. »

Le visuel est avant tout un être d'action. Quitte à réfléchir après coup à ce qu'il a fait et à se réajuster s'il s'est laissé trop embarquer, le visuel agit. Ma sœur, ma cadette de six années, n'arrête pas. Son temps n'est qu'une interminable volée d'heures qui s'envolent en magasinage, tricot, poterie, couture, cours aux gens du troisième âge, cours au cégep, initiation à la vie communautaire, etc. J'ai une grande admiration pour elle. Elle plonge tout le temps dans une activité nouvelle. Elle veut faire plaisir et cherche à s'actualiser par l'action. Mais trop, c'est trop. De temps en temps, au bord de l'essoufflement, elle coupe ici et là. « Je suis en train de perdre mon équilibre, m'avoue-t-elle. Il est à peu près temps que je ralentisse. Tiens, j'ai encore une fois oublié où sont mes priorités. Il faut que je me réaligne. »

Notre société moderne favorise le tempérament visuel en ce qu'elle exige de l'individu de l'agressivité, du dynamisme. L'esprit de lutte et de combat est le leitmotiv de notre monde contemporain. Supplanter l'autre, vaincre, innover à tout prix. Il est impérieux que l'action prime, que les records de vitesse soient abattus. Après, il sera toujours temps de voir si le geste posé était le bon. La famille et l'école poussent l'enfant à se mesurer à propos de tout et de rien. Il faut être vindicatif. Toutes les professions qui se rapportent à la gestion, à l'industrie et au commerce, à la finance, aux sciences exactes exigent un comportement visuel. Et de fait, le visuel qui est surtout factuel, impersonnel, répond bien à ce type d'emploi. Aujourd'hui, on parle de structures, de cadres. Certaines personnes se sentent d'autant plus à l'aise qu'elles sont encadrées. C'est le cas du visuel. Donnez-lui un travail à effectuer en tenant compte de ce facteur et il vous l'effectuera avec enthousiasme. D'ailleurs, il est facile de constater qu'à la tête des gouvernements, des grandes entreprises, les visuels sont plus sollicités que les auditifs. La question que le visuel se pose lorsqu'il entreprend un travail est la suivante: comment m'y prendrais-je pour mener à bien cette tâche? C'est là sa clé de voûte dans l'accomplissement d'un ouvrage. Certains vont jusqu'à bluffer pour se montrer meilleurs qu'ils ne le sont en réalité. Je dois avouer que cette méthode donne des résultats étonnants. Savoir se vendre et savoir vendre sa marchandise sont source de succès, du moins à court terme. Comme le visuel est soucieux du détail, du mot précis, du point saillant, il est normal que, généralement, il fonctionne mieux dans le court terme.

Si je passe maintenant aux stimulations auditives qui provoquent des réactions chez le visuel et permettent de le classer comme tel, j'en arrive à analyser l'impact d'une voix sonore, aiguë ou grave, sur ce type de tempérament.

Marshall McLuhan a dit: « Le médium, c'est le message. » En d'autres mots, considérons, avant de lancer un message, quel genre de médium est le plus approprié selon le résultat qu'on tente d'obtenir. MacLuhan se réfère évidemment aux divers media telles la presse écrite ou la presse électronique. Dans cette description des profils, ce sont les relations qu'entretiennent les individus entre eux et non les relations nouées à travers le prisme des media de masse qui importent. Par analogie, nos points de référence seront donc l'air et le ton que les gens utilisent pour communiquer entre eux.

Si quelqu'un s'adresse à un visuel en usant d'une voix sonore et percutante, il risque d'indisposer son interlocuteur. Selon l'intensité de la voix, son degré de gravité, le visuel peut répondre de quatre manières. Supposons que la voix l'effraie, il fige. Bouche bée, il cherche en vain la réponse au message qu'on lui envoie. Surpris par le ton, il ne comprend pas le sens de la communication. Une spécialiste dans le domaine de la psycho-éducation, madame Madeleine Dupras, maintenant responsable de ce service à la Commission des écoles catholiques de Montréal, rend bien cet effet quand elle dit: « Le visuel se caractérise par une hypersensibilité auditive à laquelle correspond une vision discriminatoire. » À titre d'exemple, servons-nous de l'enfant à qui le père demande d'une voix grave et fâchée s'il a bien su sa leçon aujourd'hui. Immobilisé, celui-ci demeure coit, incapable d'articuler un son. Il panique et est la proie d'une peur profonde. La demande réitérée du père, à moins qu'il ne change de tactique et de timbre de voix, n'amènera pas l'enfant à sortir de sa coquille. Au contraire, la répétition d'interventions semblables à celle qui a été mentionnée, ne fera qu'aggraver le degré de « figitude » de l'enfant.

À un autre niveau, l'enfant, à l'écoute d'une voix qui lui déplaît, peut tout simplement se retirer. Cette fois-ci, la crainte n'est pas assez aiguë pour le paralyser. Il manifeste son opposition par le retrait. En d'autres termes, il entend le message mais ne le comprend pas.

Il peut arriver que l'enfant « bluffeur », devant le même phénomène sonore, décide de répondre en employant le même procédé qu'utilise celui qui lui adresse la parole. Il ne perd pas une minute, réplique sur le même ton. Ce qui aurait pu être une communication rentable dégénère en affrontement pur et simple. Engagés dans une voie parsemée d'embûches, il est douteux que l'encodeur du message (le père) ou le décodeur (l'enfant) soient sur la même longueur d'ondes. La structure verbale du message dépend, comme dans les autres réactions décrites, d'une fonction émotive qui annihile le message lui-même et sa fonction référentielle.

Le dernier comportement que présente le visuel par apprentissage vis-à-vis d'une voix à laquelle il est hypersensible est le suivant: il se concentre davantage sur le contenu du message, oubliant le ton et la voix de la personne. À ce moment-là, la communication peut s'établir et l'aspect phonique du discours perd de sa signification au profit du décodage du message livré.

Dans toutes les interventions quotidiennes, les parents sont appelés à surveiller l'air et le ton qu'ils ont quand ils interpellent leur progéniture. Mon propos semble dirigé d'abord et avant tout vers les échanges parents/enfants, mais je dirais qu'il vient d'une déformation professionnelle. Je travaille avec cette réalité sociale. Cependant, je crois qu'il faut extensionner cette notion de voix sonore, aiguë ou grave, à toutes les autres relations qui se forment, peu importent l'âge des gens, leur appartenance à une classe sociale, leur situation vécue. Le visuel demeure foncièrement soumis à ces impératifs vocaux en toutes circonstances.

Une autre caractéristique du profil visuel a trait aux stimulations tactiles. Le visuel prend plaisir à toucher les êtres et les objets. Remarquez dans un grand magasin les personnes qui « tâtent » chemisiers, gants, cravates, etc. « C'est une manie de tout palper », direz-vous. En fait, c'est plus que cela, c'est un besoin. Il se manifeste également dans la relation amoureuse. Le visuel est hypersensible aux caresses. On le prétend même très chatouilleux. Il établit un meilleur contact s'il parvient à toucher autrui. Par contre, il bondit souvent si on le frôle contre son désir ou hors contexte.

Peut-on prétendre que les grands dégustateurs appartiennent à la catégorie visuelle? Je n'en serais nullement étonnée. Voyez-les savourer des mets raffinés, c'est à vous en mettre l'eau à la bouche. Manger, loin d'être une routine, devient un rite important dans l'horaire quotidien du visuel. Voici une bonne recette pour séduire un ou une visuelle: un couvert attrayant sur une nappe impeccable; une ou deux entrées bien assaisonnées; un petit plat longuement mijoté; un dessert plutôt fouetté précédé d'un fromage pas trop fait et d'une salade vinaigrette; le tout arrosé d'une bonne bouteille de votre cave ou de celle du voisin. Surtout tenez compte de l'agencement hamonieux des couleurs. À coup sûr vous réussirez votre soirée.

Qu'advient-il quand le visuel se blesse physiquement? Dans la plupart des cas, il continue son activité comme si de rien n'était, à condition qu'il ne voie pas le sang gicler. Alors, on le croirait à demi mort. Dans les cas d'hospitalisation ou de maladie sérieuse, le visuel se sent désorganisé. C'est tellement vrai que le docteur Lafontaine prend des précautions extraordinaires quand il doit hospitaliser un enfant visuel. Il a mis au point un scénario qu'il propose toujours aux parents de suivre à la lettre. C'est papa qui se charge de l'aspect technique de l'hospitalisation. Il informe l'enfant de la nécessité du traitement. Il lui dévoile certains détails. Par exemple, il pourra décrire la salle d'opération, parler de certains instruments chirurgicaux, etc. Par contre, maman, elle, prend une attitude de résignation. Elle s'unit à son enfant et éprouve le même sentiment de désolation que lui. Ainsi se trouvent atténuées les retombées désagréables d'un séjour à l'hôpital qui se manifestent au retour à la maison et qui peuvent aller aussi loin que l'apparition de symptômes d'autisme. La maladie chez le visuel est perçue comme une tragédie. Il supporte mal qu'il en soit une victime. Il se sent diminué et tempête contre ce contretemps.

Parlons maintenant des punitions physiques. L'enfant visuel qui reçoit la fessée se sent menacé mais, s'il y a répétition de ce procédé, alors le visuel rit, prétend que cela ne fait même pas mal. Il s'endurcit.

Quand le docteur Lafontaine demande en entrevue aux visuels quels sont leurs moyens de détente, il n'est pas rare que ces derniers répondent: « Faire une activité manuelle. » En effet, ce profil déteste demeurer tranquille et paraître ne rien faire. Il préfère le mouvement. Observez l'enfant visuel; il explore partout et tout le temps. Quant à l'adulte, il veut se rendre utile à tout prix et souvent, après le travail, il trouve joie et détente dans l'accomplissement du bricolage. Il manifeste d'ailleurs beaucoup de dextérité dans ce genre de passe-temps alors qu'au départ il est moins habile que l'auditif.

Si j'avais à synthétiser ce qui détermine le mieux le profil visuel, j'insisterais sur les points qui suivent: le visuel aime passer à l'action rapidement; il est plutôt bavard et assez ouvert; il se perçoit en fonction d'autrui; il a besoin de se sentir aimé; bien plus, il faut le lui dire très souvent. Autrement son inquiétude l'affadit, le rend morose. Un bon moyen de le garder serein est de le rassurer.

L'autre jour, une femme de tempérament visuel me racontait comment elle était inquiète quand son mari était en retard. « Pourquoi? » lui ai-je demandé. Elle répondit: « J'ai toujours peur qu'il lui arrive un accident. » C'est alors que j'entrepris de lui faire voir, noir sur blanc, en les lui faisant inscrire sur un bout de papier, les raisons pour lesquelles son mari serait susceptible d'être victime d'un tel accident. Elle se soumit volontiers à cet exercice. Ensuite, elle recommença en indiquant, cette fois-ci, compte tenu de son expérience, quelles étaient les possibilités que cet accident, à supposer qu'il survienne, soit grave. Le fait de voir sur papier la futilité de sa peur lui fit comprendre que la probabilité de semblable catastrophe était à peu près nulle. Le mari pouvait être retenu à l'extérieur pour une foule de prétextes qui n'avaient rien en commun avec ce triste pronostic.

Un autre signe qui distingue le visuel se rapporte à la temporalité. Un philosophe bien connu, Jean Pouillon[1], a expliqué que le temps n'existe pas. Ce sont les êtres qui se temporalisent. En effet, cette notion de temps relève purement de l'esprit inventif de l'homme qui a trouvé plus commode de diviser en heures, journées, semaines, années, son passage sur la planète.

Chez le visuel, la temporalité est très importante, non pas dans son ensemble, mais à cause de la possibilité de la morceler en petites unités. Le visuel n'attend pas. Aussitôt qu'un problème surgit, il bondit et voit à le régler sur-le-champ. C'est comme si son esprit compartimenté ne pouvait repousser à plus tard l'accomplissement de quelque chose, de crainte d'être envahi par un trop grand nombre de tensions. Au cours de mon observation, il m'a été donné de constater le dommage causé au fonctionnement intellectuel d'un homme que je connais bien, visuel très marqué, qui, par suite d'une orientation nouvelle dans sa vie, est passé par une phase d'hésitations et de tergiversations. Il reportait aux calendes grecques ses prises de décision. Son entourage le taxait de flottement, tandis que lui, il devenait de jour en jour plus ombrageux.

De quelle façon croyez-vous que le visuel fait son apprentissage? Peut-être l'avez-vous déjà deviné? Il imite. Il regarde ce qui se passe autour de lui et copie fidèlement ce qu'il voit. Les méthodes traditionnelles de l'apprentissage de l'écriture chez les tout-petits convenaient parfaitement au visuel. Chaque soir, l'enfant avait à tracer méthodiquement dix lignes de « a », dix lignes de « e », etc. Il

1. POUILLON, Jean, *Temps et roman*, éd. N.R.F., Paris, 1946.

n'en est plus ainsi aujourd'hui. Le petit visuel a de la peine à s'y retrouver avec l'emploi de méthodes plus ou moins globales d'écriture.

Le couple de grammairiens qui a révisé le livre au plan de la syntaxe et de la ponctuation est allé bien au-delà de ses fonctions professionnelles, intéressé qu'il était par la théorie. Ces gens m'ont fait part de leur propre expérience quant à leurs réactions différentes vis-à-vis de certains apprentissages. Récemment ils ont acheté un enregistreur-lecteur de cassettes. Devant la série de boutons, de contrôles, de fils électriques, chacun y est allé de son grain de sel. « Nous avions tous les deux hâte de mettre l'appareil en marche. Ça faisait dix ans que mon mari désirait enregistrer sa musique. Il commençait à en avoir marre de remettre à plus tard cet achat que je considérais comme un luxe. Mais en auditif, il peut tout prendre. Moi, pour être franche, je le voulais également. Enfin, je pourrais accompagner mes occupations quotidiennes de sons agréables. Aussitôt les livreurs disparus, nous défaisons le cartonnage qui emballe l'objet. Je m'active à démonter toutes les pièces mobiles. Pendant ce temps, il lit les instructions du fabricant. Ma nature visuelle me pousse à jouer avec le mécanisme. Je veux en saisir tous les secrets, mais il reste encore des inconnues. Mon mari vient à mon secours en me résumant la feuille explicative. Mes yeux s'attardent sur le schéma. À mon tour, je lui explique le diagramme. Après un certain temps de discussion, nous avons tous les deux une bonne idée du fonctionnement de l'appareil. Nous sommes prêts à passer à l'attaque, c'est-à-dire à l'installation de notre jouet neuf. C'est visible qu'on se complète. Moi j'accroche à l'illustration tandis que lui, il est attiré par la fiche technique. Je n'en reviens pas comment nous formons une bonne paire. »

Toujours à propos des méthodes d'apprentissage, un

autre exemple me vient à l'esprit. J'ai observé deux jeunes étudiants de profils complémentaires, mécaniciens du dimanche par nécessité. Benoit, le visuel, a repéré une fuite d'essence. Immédiatement, le torse penché sous le capot, les mains déjà noires de cambouis, il s'applique à trouver la fissure. Au premier coup d'œil, il évalue la nature des dégâts. Mais comment enrayer l'essence qui coule? Il consulte son oncle qu'il juge compétent en la matière. Celui-ci ouvre le capot de sa propre voiture, explique, pièces à l'appui, les causes de la panne et suggère à son neveu de procéder de telle manière pour réparer son véhicule. L'apprenti, visuel, ne perd pas une minute. Il transpose sur-le-champ les instructions reçues. Par contre, son frère Louis, auditif, se rend compte la semaine suivante que son automobile fait de l'auto-allumage. « Pourquoi ai-je ce trouble? » se demande-t-il. Avant de se salir les mains, il va chez le libraire le plus près et achète un livre qui renseigne sur la façon d'effectuer les réparations. Après lecture, il se met au travail. Chacun, selon son mode, semble avoir trouvé la solution. Qu'adviendrait-il s'ils bricolaient ensemble? Ils uniraient leurs forces en vue d'une meilleure réussite à condition qu'ils soient conscients de se compléter. Autrement, la dispute pourrait mettre un terme à leur coopération.

Le tempérament visuel comporte, comme on le voit, des traits très positifs telles ardeur, action, confiance en soi, du moins en apparence, neutralité, mais il intègre aussi des traits plus négatifs telles insécurité de base, peur, incapacité à s'auto-évaluer. La connaissance de soi révèle à l'individu ses forces cachées. Cette découverte l'autorise à miser davantage sur les points forts de sa personnalité. Automatiquement, les faiblesses s'estompent et l'équilibre apparaît. Il se concrétise pleinement au fur et à mesure que la connaissance de l'autre s'ajoute comme participation complémentaire. Et l'autre, c'est l'auditif.

S'identifier comme AUDITIF

Le profil auditif est soumis aux mêmes stimulations auditives, visuelles et tactiles que le profil visuel. Toutefois, comme il a été dit précédemment, il est particulièrement tributaire des stimulations auditives. Et sa réaction vis-à-vis de ces stimuli s'organise autrement. Cela est tout à fait acceptable en autant que le principe de différence, donc de complémentarité, est reconnu.

Dans les situations nouvelles, l'auditif met en branle le centre de l'audition pour capter le message. Il compose surtout avec une perception auditive. Quand il rencontre quelqu'un pour la première fois, l'apparence de la personne n'attire pas spécialement son attention. D'ailleurs, lui-même fait peu de cas de son apparence. Il peut tout aussi bien se présenter à une réception vêtu de ses « fringues » de tous les jours. Le contact avec l'étranger semble plus neutre que chez le visuel. Je m'explique: si l'inconnu s'adresse à l'auditif sur un ton fâché ou réprobateur, il ne se sentira pas coupable ou visé. Ou il ignorera ce personnage peu engageant, ou encore il se dira: « Mais qu'est-ce qu'il lui arrive aujourd'hui? Sa mauvaise humeur lui vient sans doute du fait qu'il est grippé, qu'il a raté son avion, qu'il est en désaccord avec les nouvelles mesures de son patron, ou encore que ses relations familiales deviennent de plus en plus boiteuses. » Jamais il ne lui viendra à l'idée de prendre à son compte la manière peu galante avec laquelle son interlocuteur l'apostrophe. Il se fiera davantage au contenu du message que ce dernier lui communique et il lui répondra selon sa convenance.

Quand je parle de la théorie avec un auditif, je puis être assurée qu'il n'accrochera pas automatiquement un sourire en coin à ses lèvres. Il mord dans l'énoncé que je lui fais, écoute patiemment et apporte en échange ses connaissances sur le sujet. C'est comme s'il avait foi immédiatement... mais, attention, avec le recul, il réfléchira et reviendra sur le sujet avec, cette fois, un esprit critique. Le temps de réaction chez l'auditif me paraît plus long que chez le visuel. Dans un premier mouvement, il s'emballe; dans un second, il s'objecte et, dans un troisième, il fait la part des choses et offre de collaborer au développement de la théorie. Comment démêler ce processus? L'individu auditif est porté à intérioriser tout ce qui se présente à son esprit. Il faut qu'il sente les choses en profondeur... après, seulement, est-il en mesure de les débattre. Le mouvement spontané d'adhésion à la théorie pourrait peut-être masquer sa surprise d'être confronté avec un tel point de vue. Il est à noter que ce type d'individu croit généralement à l'amélioration des relations humaines par le biais des découvertes dans le domaine. Je serais portée à penser que l'assistance à diverses sessions d'enseignement psychologique, que la vente de volumes traitant du sujet, que les expériences vécues, telles les dynamiques de groupes, attirent un plus grand nombre d'auditifs que de visuels. Cette hypothèse reste à vérifier. Je vais quand même vous raconter un échange sur la théorie que j'ai eu avec un auditif. Un jour, lors d'une réception, je suis présentée à un ex-directeur de cégep. Son nouveau travail est la poursuite d'une mission à travers le Québec qui consiste à recueillir auprès des personnes en place les données touchant les similitudes et les différences existant aux niveaux de l'administration, de la pédagogie et des programmes dans ce milieu préuniversitaire. Je glisse un mot de l'expérience que je vis. Tout de suite, ce gentil monsieur, un auditif à coup sûr, cerne l'enjeu, raconte comment il comprend les diverses notions que j'avance, me dit qu'il verrait une application concrète de la théorie dans le domaine qu'il favorise, à condition qu'il soit possible de transposer à ce niveau les éléments de base que je lui soumets. Sur le plan personnel, il a déjà repéré les avantages de se servir de la théorie. Il convie sa femme présente à partager son enthousiasme. Puis le groupe se dissout et, à ce jour, je n'ai pas encore entendu dire que ce bonhomme ait tenté de quelque manière de transposer la théorie dans sa sphère d'activités. S'est-il dégonflé? Travaille-t-il sur un projet? Je n'en sais rien, mais je lui fais confiance. Il a réagi de manière orthodoxe dans un premier temps, attendons la suite.

Il est intéressant de constater comment le tempérament auditif ne compartimente pas son activité cérébrale. Il y a cohésion entre ses divers rôles sociaux et j'oserais même avancer que son comportement reste stable, qu'il soit au bureau, au centre récréatif ou à la maison. À l'inverse de son complémentaire, le visuel, sa compréhension des événements et des êtres est englobante plutôt que parcellaire.

N'essayez pas de motiver un auditif à se consacrer à un certain travail à moins de bien lui définir le « pourquoi » de la tâche. En effet, alors que le visuel se demande « comment » il procédera, l'auditif se demande « pourquoi » il fera telle ou telle chose. Cette interrogation est le moteur qui le fait agir s'il juge que la cause est valable. À cette condition, il s'engage dans l'action avec ténacité et patience. Autrement, il préfère se limiter à intellectualiser les données, à leur conserver leur caractère abstrait.

En apparence, l'auditif semble plus sécure et plus discret que le visuel. Il écoute plutôt qu'il ne parle. Cet aspect est aisément vérifiable lors de l'observation que je fais à la clinique. Le conjoint qui s'exprime le plus lors d'une entrevue est le visuel. Alors que l'auditif se permet rarement de faire étalage de ses problèmes, son complémentaire s'agite et narre dans les moindres détails comment les difficultés lui tombent dessus. Pendant ce temps, l'auditif a l'air calme. Mais son cerveau, comme un ordinateur, est constamment en action. Il laisse la voie libre et, quand le moment est venu d'entrer dans le jeu, il plonge tête première. D'ailleurs, il n'est pas rare que l'auditif émette une idée et que le visuel la transpose sur le plan concret.

Dans un ménage, cette combinaison abstrait/concret est précieuse. Imaginons deux conjoints qui fonctionnent de manière identique. S'ils sont visuels tous les deux, gens d'action, il leur manquera l'idée maîtresse. Ils iront, essayant de réaliser à la petite semaine tout ce qui leur passe par la tête sans établir de priorités. Ce pourrait être le chaos... Commencer cinquante mille affaires et les laisser à l'abandon. Imaginons l'inverse: deux auditifs pleins d'idées mais peu enclins à leur donner forme. Ce sera la stagnation et, à plus ou moins brève échéance, le laisser-aller sur tous les plans. Peu importe leur profil, les conjoints risquent de devenir des disjoints. Mais la nature a bien fait les choses en dotant chacun des membres du couple de forces différentes à développer. La bonne marche de l'union en dépend.

Sur le plan des stimulations visuelles, l'auditif est moins réceptif. Il ne voit pas ce qui se passe autour de lui, absorbé qu'il est dans sa réflexion. « Il est dans la lune, ce petit. » « Comment as-tu fait pour déchirer ta robe, Lison? » — « Écoute, maman, je n'ai pas vu le fil barbelé, je criais après le chien. » À propos de ce manque à voir les choses, j'ai noté à maintes reprises, lors de randonnées de camping, comment les membres visuels de ma famille observaient avec plaisir les détails qu'offrait le paysage tels l'architecture des maisons, la variété d'arbres en bordure de la route, les signes routiers, la voiture sport qui nous doublait, l'enseigne néon annonçant une nouvelle chaîne de « vendeurs de hamburgers ». Par contre, les membres auditifs parcouraient tranquillement un livre ou une revue durant la durée du trajet.

Un autre exemple de cette caractéristique « aveuglante ». Ma voisine a soixante-quinze ans. Elle aime changer son décor au moins deux fois pas année. Les meubles sont déplacés, les tableaux relocalisés, même si des trous béants jaillissent. On les camouflera avec autre chose. C'est la visuelle-née, coquette, vivant dans son argenterie et son cristal. Son mari, lecteur insatiable, met généralement plusieurs jours à se rendre compte que son fauteuil préféré a été changé de lieu. Le constatant, il n'en est nullement dérangé et continue paisiblement sa lecture, se demandant peut-être intérieurement à quand le prochain déménagement.

Chez l'enfant auditif, tout comme chez l'adulte de même tempérament, le contact tactile est harmonieux et généralement désiré. Ce type d'individu se sent à l'aise face aux caresses et échange à partir de cette forme de communication. Dans ses relations amoureuses, l'auditif est global. J'ai vu certains visuels, parlant de leurs relations sexuelles, bloquer parce qu'une phase de l'acte sexuel leur semblait moins réussie. Selon eux, l'acte d'amour devait entrer dans des grilles: tout d'abord l'éveil, soit parce que le partenaire était plus lumineux ce jour-là, soit parce que le dîner avait été particulièrement raffiné, soit parce que l'instinct de la libido se faisait sentir davantage, ou soit pour toute autre raison sujette à recréer une atmosphère propice à ce genre de contact; puis ensuite la préparation faite de baisers, de caresses, d'attouchements; finalement, la dernière étreinte, celle du coït réussi avec plus ou moins d'intensité. Le visuel est porté à analyser séparément les diverses phases de cette activité et y apporte un jugement plus ou moins favorable selon le degré de satisfaction ressenti à chacune des étapes. L'auditif réagit de manière plus synthétique face à cette stimulation tactile. Son appréciation découle d'une autre forme d'équilibre dans l'évaluation des choses. Ici j'ai choisi d'étayer mon avancé d'un exemple tiré du comportement sexuel, mais c'est le même phénomène qui se répète dans toutes les autres sphères de l'énergie humaine.

Quand on décrit le profil auditif, on réfère aussi à quelqu'un pour qui le temps joue. Laisser couler le temps. L'auditif mise sur le temps qui passe pour que les affaires s'arrangent. Il n'est point nécessaire de tout brusquer. Étudier la question pour ensuite agir, voilà une attitude propre à ce profil. Mon fils, auditif, adolescent de seize ans, a toujours du temps plein ses poches. « Ben oui, ne t'énerve pas, j'irai chez le coiffeur la semaine prochaine. Ils ne sont pas longs mes cheveux. Qu'est-ce que tu veux que ça me fasse d'avoir une belle tête? Mais « bobonne » (c'est sa petite amie), elle aussi, m'achale pour que j'aie « la bole » rasée. Vous êtes donc fatigantes. C'est plus la mode les cheveux longs?... ça me sert de foulard... il commence à faire froid... pourquoi je n'attendrais pas au printemps pour aller me faire « chopper » la tête. Hein! ma petite maman d'amour, un peu de compréhension... toi qui nous parles de ta théorie de la communication... communiquer, c'est respecter l'autre[1]. »

---

1. *Les masques*. Attention au problème des masques, lesquels transforment l'apparence extérieure et nous empêchent de reconnaître les vrais profils des individus observés. En effet, consciemment ou pas, l'adulte tente constamment de s'ajuster. Cela crée un trompe-l'œil. Ce n'est que mis en présence d'une situation nouvelle qu'il réagit selon son profil naturel. Les situations nouvelles étant fréquentes chez l'enfant qui n'a pas encore de masques, il est suggéré que les parents découvrent leur profil à travers leurs enfants.

L'auditif peut parfois se faire jouer des tours avec sa manie de souvent reporter à plus tard ce qui, pour le visuel, devrait être fait aujourd'hui. En fait, ce mode opérationnel lui cause bien des soucis. Si l'auditif attend trop longtemps, son complémentaire, c'est-à-dire le visuel, prend le dessus et mène la barque à sa guise, entraînant dans son sillage l'autre qui alors perd son identité spécifique. Comment se fait-il que l'auditif, qualifié de personne autonome, en arrive à se laisser prendre à son propre piège? Serait-ce un certain « je-m'en-foutisme », un manque de confiance en soi? Je ne sais vraiment pas quoi répondre. Et pourtant, l'auditif n'a pas besoin d'autrui pour se rendre compte de sa valeur. À l'école, il s'intègre au milieu, tout au long du premier cycle scolaire, de façon harmonieuse. Les problèmes, s'ils surgissent, apparaissent quand il atteint le secondaire. Ce qui est certain, c'est que ce type d'individu fonctionne mieux dans un environnement souple plutôt que rigide. Par exemple, le domaine des arts, de la littérature, des sciences humaines et sociales, de même que les sciences de l'éducation conviennent très bien à ce profil. Les passe-temps de l'auditif pourront être davantage des activités sans but strictement utilitaire. Flâner, ne rien faire, « vacher », comme on dit parfois, sont des moyens de passer le temps de manière agréable. L'auditif n'y voit aucune incompatibilité: il profite de ces oasis pour réfléchir, pour mettre au point quelque projet.

De manière générale, on peut alléguer que le profil auditif est favorisé par sa forte autonomie, sa quiétude, sa capacité d'entrer en relation avec les autres sans se laisser influencer par l'air qu'ils ont ou le ton de voix qu'ils emploient. Par contre, là où l'auditif se trouve désavantagé, c'est dans son mode de remettre à plus tard, cédant ainsi l'initiative à plus entreprenant que lui. Les structures actuelles privilégiées par la société sont discriminatoires pour ce tempérament. Mais il se peut que la situation soit en voie de se modifier... du moins si j'en crois certains auteurs dont un économiste en particulier, Shoemaker qui, dans son livre *Small is beautiful* (1978), prétend que la société post-moderne sera plus humaniste et favorable à l'expression globale de la nature humaine. Toutefois, en attendant cette volte-face et afin d'aplanir ses difficultés d'épanouissement dans la société, l'auditif doit apprendre à manier les personnes et les choses avec plus de vigueur, ou apprendre du visuel pour équilibrer les choses.

Tableau I VISUEL ou AUDITIF?

VISUEL	AUDITIF
souci du détail	globalité
rapport direct	rapport indirect
action/réflexion	réflexion/action
moment présent	mise sur le temps
court moment sans voir la mère	entendre la voix de la mère suffit
oreilles filtrées par les yeux	yeux filtrés par les oreilles
apparence importe	apparence n'importe pas
concret	abstrait
monopolisateur	autonomiste
se sent concerné	ne se sent pas concerné
blâme l'autre	se blâme
tactile	rêveur
volubile	mesure ses paroles
extériorise	se renferme
veut être utile à autrui dans l'immédiat	veut être utile à autrui à long terme

Tableau I (suite)

travaux utilitaires	travaux pas nécessairement utilitaires ni à court terme
le mot, la lettre	l'esprit
détente en changeant d'activité	détente en se reposant
angoissé, anxieux	dépressif
peurs — accident —	peurs — autres motifs —
profondeur non avouée, non apparente	profondeur avouée
habileté manuelle	habileté intellectuelle
imitation	personnalisation
mémoire photographique	mémoire auditive
dessin, schéma	texte, fiche technique
encadré	moins encadré
problèmes à l'élémentaire	problèmes au secondaire
descente rapide et remontée rapide	descente lente et remontée lente
sciences exactes, leadership, mécanique, vente, etc.	arts, lettres, sciences sociales et humaines, etc.
apparence extérieure soignée	apparence extérieure laisse parfois à désirer
incrédulité	naïveté
doit vivre l'expérience	se fie aux autres
biens matériels	confort, sécurité affective
timidité se traduit par un comportement hyperactif ou hyperrenfermé	timidité se traduit aussi par un comportement hyperactif ou hyperrenfermé
objets→personnes	personnes→objets
désorganisé par la maladie	déçu par la maladie
hospitalisation marque	hospitalisation ne marque pas
veut plaire à autrui	ne s'en préoccupe pas

Tableau I (suite)	
réussite personnelle	réussite collective
vit pour manger	mange pour vivre
invite l'autre, l'attire	ne s'ennuie pas seul
communique par l'objet	communique par le raisonnement
hypersensible aux caresses	harmonieux dans les caresses
chatouilleux	moins chatouilleux
programmé	aime être laissé libre
dérouté par les changements d'horaire	bohème
a moins le sens du danger	connaît le danger
explore sans méthode	explore à condition de viser un but
bluffeur	demeure lui-même
a moins confiance en lui et aux autres	est confiant et fait confiance
s'agite	ne perd pas son calme apparent
quantité→qualité	qualité→quantité

La synthèse des deux profils en fonction des milieux fréquentés et des situations à vivre est à développer chez tout individu qui désire jouer gagnant et atteindre une certaine autonomie.

L'attrape des profils

Idéalement, cette description des caractéristiques des profils visuel et auditif, reprise de manière plus systématique au Tableau I, devrait suffire pour que chacun trouve le moyen de discerner à quel type il s'identifie ou identifie les autres. Mais ce n'est pas toujours aussi simple. Il y a, à ce stade, deux attitudes contre lesquelles il faut nous mettre en garde. La première est de croire qu'un individu incarne un profil pur et de s'inquiéter inutilement si les traits, dans leur totalité, ne sont pas l'apanage de chaque personne. Il existe de multiples variantes des éléments que j'ai notés, des variantes à la mesure de l'être humain, qui ne permettent pas qu'on les reproduise intégralement. Chaque homme est « unique », authentique. Comme disait un de mes professeurs de littérature: « Tout est dans la différence. » Et il avait raison. La seconde est de négliger l'importance que joue le port du masque chez l'adulte. C'est un problème majeur à contourner dans la détermination des profils. Nommez-moi une personne adulte qui fonctionne sans sa cuirasse? Que nous le voulions ou pas, nous adaptons constamment notre apparence extérieure selon les situations. Ce jeu nous empêche de nous prononcer avec certitude sur l'identité visuelle ou auditive des gens.

L'individu intégré

Tout est aussi dans l'équilibre et la complémentarité. Il faut entendre, par ces mots, dans l'intégration. L'individu qui entreprend la tâche de se mieux connaître débouche sur le corollaire suivant: s'améliorer. Or, l'amélioration telle que pressentie dans le domaine qui nous intéresse, soit la dimension familiale, passe par le biais de l'intégration.

Que l'on parle de visuels ou d'auditifs intégrés, les mêmes critères de base s'appliquent. La personne intégrée fait montre d'un optimisme, c'est-à-dire d'une tournure d'esprit qui la prédispose à prendre les choses du bon côté, en négligeant leur aspect négatif. Elle a le goût de vivre et transmet à son entourage ce même enthousiasme. Son esprit curieux la pousse à s'intéresser aux multiples facettes de la réalité humaine. L'individu intégré souhaite élargir le champ de ses connaissances par l'apprentissage de techniques nouvelles ou par l'initiation à des disciplines intellectuelles autres que celles qu'il maîtrise déjà. L'être intégré communique d'emblée avec ses semblables à qui il fait confiance précisément parce qu'il a confiance en lui. Par exemple, le visuel intégré, lors des contacts, ne blâme pas l'autre, ce qu'il a tendance à faire quand il ne se connaît pas. Au contraire, il accepte qu'il soit différent de lui et qu'il le complète. Cette marque de souplesse tend à prouver que le visuel intégré opte pour un système moins rigide, c'est-à-dire plus en accord avec sa nouvelle sécurité affective. L'auditif intégré, lui, se permet des incursions dans le domaine de l'action. Il est évident que les individus, peu importe leur profil, apprennent de leurs erreurs. Ils détectent où a été le manque initial et s'ingénient à ce que l'erreur ne se renouvelle pas.

Je pense aussi aux objections que chaque lecteur est en droit de soulever, et particulièrement en ce qui regarde le fait que la société joue le jeu du visuel. Alors, il y aurait intérêt à se muter en visuel. À première vue, cette proposition attire. Mais ce qu'il ne faut pas oublier, c'est le fait que, chaque fois que quelqu'un fonctionne selon son profil d'apprentissage, il devient moins habile, plus tendu. Cette métamorphose requiert plus d'effort, plus d'énergie, éléments qu'il pourrait mettre au service d'une cause plus essentielle que celle de jouer le profil contraire.

L'enfant: point de repère[1]

Même si les preuves génétiques restent encore à établir, expérimentalement il est certain que le nouveau-né possède déjà naturellement un profil. L'autre, il l'acquiert par apprentissage. Jusqu'ici, mon intention a été surtout d'aider

1. Relire la note infra-paginale sur les masques, p. 69.

les individus et les couples à mieux se comprendre au moyen de l'identification des profils. Dans ces pages, ce que je désire souligner, ce sont les forces de chacun. Cependant, ces forces ne ressortent pas spontanément. Le docteur Lafontaine suggère que les parents entreprennent l'étude des profils en passant par leurs enfants. Ceux-ci ne sont pas déformés comme le sont les adultes qui ont traversé plusieurs expériences et côtoyé quantité d'individus. Le comportement des enfants présente encore une certaine pureté. Il est préférable de les observer pour mieux se connaître et de travailler à les améliorer pour s'améliorer soi-même. Dans ce contexte, l'enfant est l'adulte en miniature. Développons ses forces et nous trouverons les nôtres. Trop longtemps, la mode en éducation était immuable: l'individu devait s'améliorer en corrigeant ses défauts. Imaginez le découragement des uns, la défection des autres à travailler sur un matériel aussi négatif. L'éducation consistait à se départir de ce qui semblait une tare. On nous formait par la négative. Le parfait manuel des parents regorgeait de restrictions, d'interdictions. Ce qu'il fallait éviter, chacun le savait par cœur; ce qu'il fallait faire semblait poser des problèmes. La connaissance de soi était teintée d'une couleur lugubre. L'autorité tranchait... mais qui n'a pas remarqué que la persuasion autoritaire vaut pour résoudre le problème du moment, mais quand surgira le prochain, tout sera à recommencer. Se servir de l'argument d'autorité, de la méthode forte, devient éreintant à la fois pour les parents et pour l'enfant réprimandé. Ce sont d'autres mécanismes qu'il faut chercher.

Le docteur Lafontaine les a cherchés ces mécanismes durant quinze ans. Au début, il travaillait uniquement avec des enfants diminués par la maladie. Alors que d'autres spécialistes mettaient la pédale douce sur la possibilité de recouvrement de ces êtres, lui continuait à prétendre qu'à chaque niveau de déficience pouvait correspondre un niveau de réhabilitation pour peu qu'on se donne la peine de chercher des méthodes originales.

Sa première initiative fut de rencontrer les parents en même temps qu'il traitait l'enfant malade. Aujourd'hui, cette approche est de règle et la thérapie ne se fait pas nécessairement auprès d'enfants handicapés. Je constate que les gens viennent à la clinique parce qu'ils ont entendu dire par un parent, un ami, une voisine, un collègue de travail qu'à ce bureau l'on prenait le temps de parler au patient. Ils viennent apprendre comment communiquer avec leurs enfants, même si ces derniers sont évalués comme normaux. Les relations parents/enfants posent toujours à une certaine étape de leur parcours des tensions, des incompréhensions. De plus en plus, on veut s'ouvrir de ce qui nous trouble à quelqu'un de compétent.

Les relations parents/enfants

Je passe maintenant au cœur du sujet: les relations parents/enfants. Les profils sont grosso modo campés. Les couples disposent de tous les éléments pour essayer de se situer. Cependant la tâche peut être ardue, et je vais vous dire pourquoi. L'adulte a vécu de multiples expériences qui l'ont déformé quant à son profil d'origine. Les situations nouvelles auxquelles il doit faire face et par lesquelles il pourrait découvrir son profil inné sont de moins en moins nombreuses. Il a, au fil des années, compris que souvent il devait agir de telle manière dans telle situation s'il voulait « passer »[1]. À mesure qu'il avance en âge, il présente un amalgame, mélange d'éléments différents qui ne s'accordent pas toujours. Il est mêlé, et quand on lui demande qui il

1. Relire la note infra-paginale sur les masques, p. 69.

est, il ne sait pas, ou encore il sait plus ou moins. Une chose est certaine. Vingt, trente, quarante années de sa vie se sont écoulées et c'est à peine s'il commence à trouver son mode personnel de fonctionnement en tant qu'individu. Il espère que le cheminement vers la connaissance de soi sera moins long pour son enfant. Alors, en présence de parents inquiets, peu sûrs de leur compétence comme guides de leur enfant, la manière de procéder, dans un premier temps, est de faire avec eux les profils.

C'est, comme on l'a dit, l'étape préliminaire de la théorie. Accueillant les parents accompagnés de l'enfant, le docteur Lafontaine débute par la mise au point des profils. Longue opération? Cela dépend. Chez les couples où chaque conjoint a conservé son identité propre, l'entreprise est relativement facile. Par contre, ceux qui sont noyés dans la même eau présentent des complications. La méthode de travail consiste à identifier d'abord les tempéraments chez les enfants du couple en question. Que leurs rejetons soient de leur propre sang ou qu'ils aient été adoptés, il n'y a pas de différence.

Les règles du jeu

Dans chaque famille, le père et la mère présentent un profil différent. Le premier enfant de cette union, soit par choix, soit pour une raison génétique, s'identifie à l'un ou l'autre parent. Il est cependant plus ardu de faire les profils dans un milieu familial à enfant unique parce que les points de comparaison sont absents. Le deuxième enfant, peu importe le sexe, adopte pour sa part le profil de l'autre parent. Scientifiquement, le docteur Lafontaine n'est pas à même d'expliquer ce fait, mais ses nombreuses années de pratique n'ont jamais démenti cette évidence. Ensuite, si d'autres enfants s'ajoutent à la famille, ils fonctionnent toujours par paires, sans obligatoirement se calquer sur l'ordre des deux premiers. Par exemple, si le premier enfant opte pour le profil visuel, automatiquement le second choisira le profil auditif[1]. Par contre, le troisième peut présenter un profil ou visuel ou auditif, alors que le quatrième sera nécessairement différent du troisième. Et il en va ainsi jusqu'à épuisement des additions à la famille. Il est important de retenir que ce ne sont pas les ressemblances physiques qui importent, mais bien les affinités sensorielles. Quand le docteur Lafontaine pose la question: « Madame, votre enfant a-t-il la même sensibilité que vous ou a-t-il celle de votre mari? » il faut entendre pas là: est-il affecté par les mêmes choses que vous ou par celles qui frappent votre mari? Essayez l'expérience simple qui suit pour justement vous rendre compte à quel point les êtres ne sont pas tous impressionnés par les mêmes stimulations. Regardez un film à la télévision, vous et les membres de votre famille. Après la projection, faites une table ronde et recueillez les impressions. Les visuels auront retenu telles séquences, tels aspects du dialogue. Ils auront préféré tel personnage. Par contre, les auditifs se seront laissés prendre par d'autres points du film, ou encore ils auront une critique différente à l'égard du dialogue, des personnages, des images.

De tels exercices reliés au vécu de la famille sont possibles quotidiennement. Il s'agit de garder l'œil et l'oreille ouverts selon les cas, et d'utiliser les événements de tous les jours comme matériel de base au démarrage des échanges entre parents et enfants... après évidemment que les profils sont nettement identifiés.

Je le répète, quand un enfant se présente au bureau du docteur Lafontaine, il est généralement accompagné des

---

1. Même règle pour les jumeaux y compris ceux qui sont nés d'un même ovule, cf. p. 85.

deux parents. La présence du père et de la mère est obligatoire à moins qu'il ne s'agisse d'une famille monoparentale. Pourquoi cette participation? Parce que chaque parent, donnant son profil à la moitié des enfants nés du couple, devient par le fait même le premier agent éducateur de la moitié de ses enfants. Il est donc important à la première entrevue de déterminer à qui ressemble l'enfant en difficulté. Si c'est au père, le travail se fera davantage avec lui; si c'est à la mère, ce sera l'inverse. Cependant, l'autre conjoint doit être là, à la fois pour donner son point de vue qui est différent et pour intégrer, à sa façon, selon son profil, la démarche à suivre à la maison.

Je reproduis des extraits d'entrevues auxquelles j'ai assisté depuis que je fais de l'observation, afin de démontrer comment on identifie les profils. Les noms ont été changés pour respecter l'anonymat; quant au contenu, il est divulgué tel que je l'ai noté. Je voudrais également souligner que le vocabulaire de même que les structures grammaticales utilisés par le docteur Lafontaine lors des entrevues peuvent sembler d'un niveau familier. En fait, le docteur Lafontaine s'adapte à ceux qui lui font confiance. Il va aussi loin dans le vécu des gens que d'utiliser leur propre niveau d'expression parlée. Il ne faut pas oublier également que la transcription est celle d'échanges verbaux qui, de par leur nature, sont tantôt elliptiques, tantôt redondants.

Qui est Eustache?

Découvrons le profil d'Eustache. Eustache est âgé de quatorze ans. C'est un enfant qui a un problème de maturation. Les deux parents sont présents lors de la consultation.

Dr Lafontaine: Pourquoi venez-vous me voir avec Eustache?

Mère: Ben... disons, il a quatorze ans, il me semble qu'il pourrait être plus vieux de caractère.

Dr Lafontaine: Combien avez-vous d'enfants?

Mère: Dix enfants, il est le deuxième de la famille.

Dr Lafontaine: Vous semblez mal à l'aise de me parler. Est-ce parce qu'Eustache est là? J'ai besoin de la présence de l'enfant pour faire l'entrevue. Selon son comportement, je sais quand je vais trop vite dans mes explications ou quand je vous blesse dans votre sensibilité. À chaque fois que cette situation se présente, immanquablement, l'enfant s'agite. Les parents souvent sont trop polis pour le dire. Allez-y, ne vous gênez pas pour parler.

(silence des deux parents)

Peut-être qu'il serait plus facile à Monsieur de me parler?

Père: ...

Mère: Je penserais pas. Je vous donne un aperçu. Eustache allait garder chez ma sœur Yvette qui m'a référée ici. Il faisait des choses qu'il oserait pas faire à la maison... briser les rideaux... écrire sur les murs. Cet été il allait chez le psychiatre. Il se défoulait.

Dr Lafontaine: Pourquoi l'avez-vous conduit chez le psychiatre?

Mère: La première des choses, il est en troisième année.

Dr Lafontaine: Avant cet été aviez-vous noté quelque chose d'anormal chez Eustache?

Mère: En effet, je trouvais que ses réactions n'étaient pas normales.

Dr Lafontaine: Ça fait combien de temps qu'il vous intrigue?

Mère: À un an déjà, il déchirait mes rideaux. À cette époque, je l'ai amené aussi chez le psychiatre. Il lui a donné des calmants. On habitait Windsor dans ce temps-là.

Dr Lafontaine: Ça fait combien d'années que vous êtes à Montréal?

Mère: Neuf ans.

Père: Depuis 1967.

Dr Lafontaine: Comment était-il bébé?

Mère: J'étais enceinte du suivant et ma mère l'a gardé à Montréal alors qu'il avait onze mois, et quand je l'ai repris, il se garrochait à terre.

Dr Lafontaine: Je pense que la séparation a fait qu'il s'est senti abandonné.

Mère: Ça s'est enchaîné parce qu'on n'a pas su le contrôler.

Dr Lafontaine: Quand il ne vous voyait pas, il pleurait?

Mère: Oui.

Dr Lafontaine: Votre mère a eu des problèmes avec lui?

Mère: Elle ne m'en a pas parlé. Ma mère est impressionnante. Elle est très stricte.

Dr Lafontaine: Il fait des mauvais coups chez vous?

Mère: Il en fait chez ma sœur... chez nous aussi.

Dr Lafontaine: La naissance, la grossesse?

Mère: Pas de problème. Disons qu'une semaine avant, il y a eu un orage et j'ai eu peur. Il sautait en dedans.

Dr Lafontaine: Comment était votre mère à cette époque?

Mère: Elle passait un mauvais quart d'heure. Ça allait mal avec mon père.

Dr Lafontaine: Le troisième de vos enfants se nomme Richard, et le quatrième Laurent. À qui Eustache ressemble-t-il le plus?

Mère: À Laurent.

Dr Lafontaine: Qu'est-ce qui vous fait dire cela?

Mère: Ils sont ensemble pour me faire des coups de cochon.

Dr Lafontaine: Continuons. Est-ce qu'Eustache ressemble davantage au cinquième enfant ou au sixième?

Mère: Au cinquième, à Gilbert.

Dr Lafontaine: Au septième ou au huitième?

Mère: À Raymond, le septième.

Dr Lafontaine: À qui ressemble-t-il, au neuvième ou au dixième?

Mère: Au dixième, à Serge. Je sais qu'Eustache est sensible.

Dr Lafontaine: Comme vous ou comme votre mari?

Mère: On est tous les deux sensibles. Mais Gilbert quand il était petit avait peur de la sonnette.

Dr Lafontaine: Vous voulez dire l'avertisseur de la porte d'entrée?

Mère: Oui. Moi aussi, je pouvais pas la supporter.

Dr Lafontaine: Parce qu'Eustache ressemble à Gilbert et que Gilbert a peur comme vous de la « sonnette », pensez-vous qu'Eustache aurait votre sensibilité?

Mère: ...

Dr Lafontaine: Quand vous avez de la peine, comment réagissent les cinq enfants qui vous ressemblent?

Mère: ...

Dr Lafontaine: Qu'est-ce que votre mari fait quand vous n'allez pas bien?

Mère: Il est rarement à la maison, il travaille. Mais quand je file pas, il reste tranquille et il s'occupe de moi.

Dr Lafontaine: Que font les enfants qui vous resssemblent?...

Mère: Ils me font des coups de cochon.

Dr Lafontaine: Bien oui, ils paniquent parce qu'ils pensent que vous allez mourir. Les autres, ceux qui ressemblent à votre mari, tentent de vous aider?

Mère: Pourquoi vous me demandez toutes ces questions?

Dr Lafontaine: Je pense que si je peux identifier parmi vos dix enfants, les cinq qui vous ressemblent, il sera plus facile de trouver ce qui impressionne Eustache et le porte à réagir comme il le fait. Selon l'âge, c'est sûr que le comportement est différent mais dans l'ensemble, les enfants qui sont comme vous sont dérangés par les mêmes choses que vous. Sachant cela, vous allez observer Eustache et être capable de saisir ce qui vous impressionnerait si vous viviez à son âge ce qu'il vit. En vous mettant à la place d'Eustache, vous pouvez l'aider à s'en sortir.

Tableau II Détermination du profil d'Eustache

VISUEL			AUDITIF		
	Mère			Père	
rang	*nom*	*âge*	*rang*	*nom*	*âge*
2	Eustache	14	1	Pierre	15
4	Laurent	11	3	Richard	13
5	Gilbert	10	6	Paul	8
7	Raymond	7	8	Emmanuel	5
9	Gabriel	4	10	Serge	2

À remarquer:

1) Tous les enfants sont de sexe masculin.

2) La répartition égale des deux profils chez les enfants; cinq visuels et cinq auditifs.

3) Les profils fonctionnent par paires: (1,2) (3,4) (5,6) (7,8) (9,10)

4) L'ordre n'est pas nécessairement le même que pour la première paire:
enfants de profil visuel: (2,4,5,7,9)
enfants de profil auditif: (1,3,6,8,10)

Faire les profils ici est une tâche peu complexe. Les enfants sont nombreux. Ce facteur facilite le regroupement. Autre élément qui simplifie le travail: le milieu social auquel appartient cette famille est très modeste. Les individus vivent en vase clos depuis des générations et ils ont développé tellement de peurs primaires que ces dernières font surface aisément, non masquées par l'apport d'interrelations nombreuses et sophistiquées.

Les jumeaux identiques, vrai ou faux?

Voici un autre cas intéressant quoique peu fréquent. Il s'agit de jumeaux identiques qui ont des problèmes d'adaptation. Ils sont maintenant âgés de dix ans. Le médecin s'informe.

Dr Lafontaine: Ce sont des jumeaux identiques?

Mère: Oui, parfaitement identiques. Mais ils ne sont pas pareils. Identiques, mais séparés en deux: un droitier, un gaucher.

Père: Une cellule séparée en deux.

Dr Lafontaine: Ça irait bien avec les profils? C'est vous, Madame, la visuelle?

Mère: Oui... et Ghislain me ressemble. Claude semble plus autonome.

Dr Lafontaine: Comment ça vous est venu qu'ils étaient différents?

Mère: J'ai lu ça dans une revue. C'était un médecin qui avait fait une étude.

Dr Lafontaine: C'est récent?

Mère: Non, et puis j'ai suivi ce qu'il disait. Mon mari et moi, on s'occupe de leur éducation tous les deux. Très tôt, on a commencé à les rendre indépendants. Mais Ghislain semble vouloir suivre Claude tout le temps.

Dr Lafontaine: Le profil visuel de Ghislain fait qu'il veut l'imiter. Il est insécure et, comme il voit son jumeau sembler sûr de lui, il croit qu'en l'imitant il arrivera à cela lui aussi. C'est curieux votre histoire de jumeaux identiques dont l'un est gaucher et l'autre droitier.

Mère: Ça démolit votre affaire?

Dr Lafontaine: Non, au contraire.

Tableau III Profils de jumeaux identiques

VISUEL	AUDITIF
Mère	Père
Ghislain	Claude

Non, en effet, cette constatation ne démolit rien. Au contraire, par le biais de l'observation des parents, le docteur Lafontaine vient de découvrir que, même chez les jumeaux identiques, la règle des profils s'applique: automatiquement, si l'un est visuel, l'autre sera auditif, quand ils forment une paire.

Quand les jumeaux identiques occupent dans la lignée les rangs deux et trois (ils ne forment par une paire), il semble que la complémentarité joue aussi. Toutefois, dans l'état actuel du dossier, le docteur Lafontaine ne peut l'affirmer avec certitude, à cause du faible nombre de cas qu'il lui a été donné d'observer. Malgré tout, cette particularité ne laisse aucunement présager une exception à la théorie.

Le cas d'Élaine

Finalement, examinons le cas de la petite Élaine âgée de six ans et demi. Le docteur Lafontaine fait les profils. Élaine présente toutes les caractéristiques visuelles, tout comme son père. Mais elle est éduquée par une mère dépressive et elle se sent mal. Il est important que le père prenne en main son enfant et l'aide à franchir les diverses étapes qui la conduiront à la vie adulte. Actuellement, Élaine a des troubles d'apprentissage à l'école.

Dr Lafontaine: Quel est le problème avec Élaine?
Père: Les troubles d'apprentissage.
Mère: J'ai du trouble à me faire écouter depuis deux ans.
Dr Lafontaine: Elle s'accommode fort bien avec son père?
Mère: Oui.
Dr Lafontaine: Grossesse et naissance?
Mère: Très bien.
Dr Lafontaine: Les premiers mois?
Mère: C'était un bébé qui dormait tout le temps.
Dr Lafontaine: Elle a dormi jusqu'à quand?
Mère: Deux ou trois mois.
Dr Lafontaine: Votre mari aime-t-il dormir?
Mère: Oui, gros dormeux.
Dr Lafontaine: Elle s'est assise à quel âge?
Mère: À dix mois, elle a marché à vingt-deux mois.
Dr Lafontaine: L'exploration de la maison?
Mère: Fouineuse, en marchette.
Dr Lafontaine: Et les jouets?
Mère: On aurait dit qu'elle n'était pas préoccupée par ça. C'est tout ce qui est à moi qui l'intéresse.
Dr Lafontaine: Qu'est-ce qui lui fait peur?
Père: Élévateur, auto, tout.
Mère: Elle prend panique.
Dr Lafontaine: Par rapport à vous autres?

Père: Si on la chicane, ça lui fait peur.

Mère: Si je la réprimande fort, elle en *shake*.

Père: Si je vais jouer au ballon avec elle, elle tremble.

Mère: Le camion de pompiers, elle n'a jamais voulu embarquer.

Dr Lafontaine: Ça vous dit quelque chose, vous, Monsieur?

Père: J'étais un enfant calme, lent à démarrer. J'ai marché à vingt-trois mois. Mon histoire?... Si on parlait d'elle. J'ai eu des difficultés, j'étais bon dernier en classe. J'ai commencé à prendre conscience de ça vers ma cinquième année scolaire.

Dr Lafontaine: Quand vous observez Élaine, est-ce...?

Père: Est-ce que je me vois en elle? Oui...

Dr Lafontaine: Vous allez m'aider. J'ai besoin de votre expérience. Il va falloir l'aider à devenir consciente de ce qu'elle craint.

Père: Elle est forte avec ses yeux. Des fois, elle va comprendre autre chose que ce qu'on lui dit. Si quelqu'un n'a pas l'air sympathique, moi je l'ai classé avant de lui parler.

Dr Lafontaine: Vous vous fiez aux apparences?

Père: Oui...

Dr Lafontaine: Qu'est-ce qu'Élaine regarde chez un individu?

Père: Montre, barbiche...

Dr Lafontaine: Elle entre en relation avec quelqu'un à travers un objet?

Père: ....

Mère: Tu n'as qu'à l'observer quand mon beau-frère vient. Elle lui ressert la formule de son père: « Marc n'aime pas les enfants. » Elle imite son père...

Tableau IV Pourquoi Élaine est-elle classée comme un enfant de type visuel?	
Caractéristiques	Raisons
âge	Élaine a six ans et demi. Les troubles d'apprentissage chez le visuel apparaissent surtout au primaire.
accord avec le père	Le père est visuel et il est normal que sa fille, ayant la même perception sensorielle que lui, communique mieux avec lui qu'avec la mère.
sommeil	Élaine dort beaucoup. Le père aussi a besoin de beaucoup de repos.
marche	Tout comme le père, Élaine a marché vers vingt-deux mois, ce qui est un peu au-dessous de la « normale ».
exploration	Élaine est « fouineuse ». Elle apprend en imitant l'autre.
jeu	Élaine délaisse les jouets. Elle préfère les objets appartenant à la mère. Elle tente d'imiter ce que sa mère fait. Cela est en conformité avec son mode d'apprentissage.
peur	Ce sont les bruits qui l'effraient: élévateur, auto, camion de pompiers.
air et ton de voix	Elle tremble quand on la dispute en usant d'un ton de voix non approprié. Comme le père, elle classe les gens qui ne lui semblent pas avoir un air sympathique.
apparence	Élaine remarque la montre, la barbiche chez un individu. Elle se sert surtout de ses yeux dans les situations nouvelles.

Exploiter le vécu des parents

Comme on peut le constater, faire les profils devient un jeu simple et facile[1]. La plupart du temps, les parents sentent que l'aîné ressemble au père ou à la mère et que le second s'identifie à l'autre parent. Parfois, certains d'entre eux développent un sentiment de culpabilité lorsqu'on les fait se rendre à l'évidence qu'ils n'aiment pas tous leurs enfants avec le même degré d'intensité. « Sommes-nous des parents normaux? Sommes-nous équilibrés si nous éprouvons des préférences pour tel de nos enfants? » Ils veulent être rassurés sur eux-mêmes. Et ils ont raison... Quand, en rétrospective, un regard est jeté sur les quinze dernières années, on constate que la réforme en éducation est certes la première à être blâmée pour cette perte de confiance qu'ont les parents vis-à-vis de leurs capacités à élever leurs enfants. Le moindre problème est devenu l'affaire des spécialistes. L'enfant est turbulent en classe, il ne se mêle pas au groupe, il manque de concentration, il réussit mal, il réplique au professeur... Avec empressement, on le conduit chez le psychologue, le travailleur social, l'orthopédagogue, le psychiatre, quand on ne le change pas de classe. Bref, on tient pour nulle la compétence des parents à prendre en main leurs enfants. Avec le résultat que les parents délaissent l'école, se sentent déclassés, n'osent plus se mêler des questions qui concernent leurs propres enfants parce qu'ils se sentent rejetés de cette société en mal de spécialisation et de centralisation. Il se crée ainsi un fossé entre les géniteurs et leurs enfants. Il est possible que, par un manque de scolarisation de la part des parents, la communication sur le plan scientifique demeure restreinte. Mais quand on sait qu'au sein d'une famille la communication non verbale existe à 90 p. cent,

1. Relire la note infra-paginale sur les masques, p. 69.

tandis que la communication verbale ne dépasse par 10 p. cent, il devient aberrant de considérer les parents comme des quantités négligeables. Soit, ils sont moins instruits généralement que leur progéniture, et puis après... L'absence de diplômes n'affecte en rien les relations humaines, au contraire... Rejoindre quelqu'un sur le plan humain, c'est pouvoir échanger avec lui sur une base égalitaire. Eh oui! À l'origine, on est tous des humains et il est prouvé que les enfants ont au moins le potentiel de leurs parents. Même les conjoints sont dotés de forces équivalentes. Dans des domaines différents, mais de forces égales.

Alors quand on a intégré ces éléments, à savoir que les parents sont complémentaires entre eux et qu'ils sont égaux à leurs enfants quant au potentiel, on se rend compte qu'ils sont les plus aptes à connaître les besoins de leur fils ou de leur fille et à y répondre, si ces besoins se traduisent dans la réalité par des perturbations plus ou moins importantes.

L'objectif premier est de redonner confiance aux parents. Ils possèdent une vaste expérience accumulée au cours des années et, du revers de la main, toute cette richesse humaine serait perdue? Non, mille fois non! Le docteur Lafontaine vérifie tous les jours la corrélation qui existe entre les faits vécus par les parents et ceux qui le sont ou le seront par leurs enfants. En d'autres mots, il constate que ce qui est arrivé aux parents est susceptible de se répéter sous une forme différente chez les enfants, qu'il s'agisse de bons ou de mauvais événements, de bons ou de mauvais états de santé physique ou mentale. Cependant, sachant qu'il en est ainsi, il est possible d'éviter que les enfants subissent les contrecoups de ce déterminisme incontestable. Progresser dans la vie devient un but à long terme. Les parents le font pour le mieux-être de leurs enfants et, par retombées, ils se bonifient eux-mêmes.

En effet, les conséquences de l'opération conçue en fonction de l'utilisation de l'expérience parentale sont très grandes. Il suffit de se pencher sur la portée sociale d'une telle orientation. Depuis deux décennies, la famille est en danger. Alvin Toffler, dans *Le Choc du Futur* (1970), établit que l'individu, sujet à une mobilité toujours grandissante dans sa vie professionnelle, est appelé à agir ainsi dans sa vie familiale. Les unions se font et se défont. Les enfants, dès leur jeune âge, apprennent que la stabilité est un mythe. Sitôt qu'ils fréquentent un autre milieu que le leur, des réalités différentes apparaissent. Ce manque de cohésion affecte leur comportement. Ils n'ont qu'une possibilité: recourir à l'expérience et au jugement de leurs parents en qui ils ont une confiance inébranlable, quelle que soit la valeur de ces derniers. Mais les parents sont eux-mêmes profondément perturbés. Les points de repère dans une société en constante transition leur échappent. Ils ont fait des enfants, et la vie familiale s'avère difficile. À cause des stimulations exercées par divers milieux, elle offre plus ou moins d'intérêt. La maison devient un dortoir et non un lieu confortable où s'épanouir. Dans de telles conditions, comment endiguer l'émiettement de la famille? Chacun vit des projets et des associations de courte durée pour passer à d'autres projets et à d'autres associations également éphémères. Et pourtant, l'être humain sent le besoin d'un objectif à longue portée. Se regrouper pour se regrouper, consommer pour consommer, cela ne suffit pas. Autrefois, la religion et l'instinct de survivance pouvaient canaliser les énergies en vue d'un but ultime. Aujourd'hui, la situation est modifiée. Chacun se sent libre de fréquenter les églises. Le temps des Croisades est révolu. Quant à la nécessité de survivre, elle paraît moins aiguë bien qu'il faille se rendre compte qu'une multitude de personnes vivent encore maigrement aux crochets de l'État. Une manière offerte aux parents de satisfaire ce besoin conscient ou inconscient d'un projet de vie est de les convaincre de l'importance de leur rôle comme éducateurs de leurs enfants. S'engager, dans toute l'acception du terme, à former un être autonome et capable d'affronter la vie, c'est entreprendre un long voyage qui demande présence et participation. Je crois que c'est en fonction de cette orientation que la famille moderne doit évoluer.

DEUXIÈME PARTIE

OÙ ALLONS-NOUS?

IV

Les grandes avenues de la correspondance et de la complémentarité

Le docteur Lafontaine dit:

> « Il ne faut surtout pas confondre les principes avec les moyens dans ce travail de conscientisation. Les premiers seraient des règles d'action s'appuyant sur un jugement de valeur et constituant un modèle; les seconds se rapporteraient aux divers procédés mis à la disposition des parents pour atteindre leur objectif, à savoir: éduquer leurs enfants dans une perspective de complémentarité[1].»

Généralement, quand les parents quittent le bureau à la fin de l'heure qui leur est consacrée lors de la première entrevue, ils sont au courant des traits propres à chaque

1. Les moyens pratiques feront l'objet d'un livre à venir. À l'intérieur de ce chapitre, le lecteur découvrira les grandes avenues qui s'ouvrent à lui afin de lui faciliter sa tâche de parent. J'appelle ces avenues la mécanique de la théorie.

tempérament. Ils ont classé tout le monde. Si l'opération n'est pas entièrement terminée, il leur est demandé d'observer le comportement de leurs enfants durant le mois qui vient. Normalement, ils devraient récolter assez d'indices pour qu'au prochain rendez-vous il n'y ait plus de confusion possible quant à savoir qui est qui et qui ressemble à qui.

Parfois, les parents prétendent que leurs enfants sont un mixage de leurs deux tempéraments. Ils se reconnaissent en partie dans chacun d'eux. Cette assertion est vraie puisque l'enfant apprend vite. Alors, nous refaisons avec eux les profils, nous servant cette fois-ci des frères et des sœurs des parents et même des grands-parents. Cette extension de la famille nucléaire permet, en cas de doute, de démêler l'histoire des profils.

Histoire d'une grand-maman

Une grand-maman, que le docteur Lafontaine avait invitée à assister à l'entrevue avec son fils et sa famille au lieu que d'attendre seule dans l'antichambre du cabinet du médecin, nous a fait une révélation importante. Elle pratiquait la théorie il y a quelque trente ans. Incroyable! Surpris, le thérapeute lui demande de décrire comment elle procédait. « J'avais deux garçons, dit-elle. C'est drôle, mais avec celui qui me ressemblait, je savais toujours comment agir. Par contre, l'autre me déroutait. Au lieu de discuter avec lui quand un problème surgissait, j'étais toujours portée à lui dire: « Attends que ton père arrive, nous réglerons ça avec lui. » Encore aujourd'hui, quand j'ai de la peine, ce n'est pas vers celui qui me causait du souci quand il était jeune que je me tourne. J'ai peur qu'il ne saisisse pas ce que je vais lui dire... j'ai peur de l'ennuyer. Je préfère m'épancher avec mon fils qui est en tous points pareil à moi. Je suis sûre qu'il me réconfortera. »

Cette grand-mère nous a mis sur une piste que nous continuons de vérifier à chaque fois que l'occasion se présente. Il semble de plus en plus plausible que la majorité des grands-parents aient, inconsciemment, rendu leur tâche d'éducateurs plus motivante et plus facile en se servant, sans le savoir, des bienfaits de la complémentarité.

L'enfant hypersensible

Il ne faut pas oublier que, d'un individu à l'autre, les profils ne ressortent pas de la même façon. Un enfant peut être hyperactif et son parent correspondant, un être extrêmement renfermé. Les tensions ont agi dans un sens pour l'un et dans un autre pour l'autre, ce qui n'empêche pas la connexion des tempéraments. Il arrive aussi que le profil sorte plus fort chez une personne que chez l'autre. Pourquoi? Il se peut que la réaction aux stimulations s'accentue chez l'enfant alors que son parent identique a passé au travers sans perturbations apparentes. La société actuelle, à cause de son pluralisme, expose l'enfant à des confrontations parfois majeures. Celui-ci n'est pas toujours en mesure de les surmonter surtout s'il est hypersensible. Il a besoin d'un support extérieur pour s'en tirer. Et s'en tirer sur l'heure. On ne lui permet pas d'attendre. On ne le laisse pas vieillir. À un comportement différent des autres, la société, incarnée par les parents, les maîtres et les autres intervenants dans l'éducation de l'enfant, s'empresse de vouloir trouver des éléments de solution dès le dépistage de ce fait.

Autrefois, à propos d'un enfant timide par exemple, on disait: « Il ne faut pas s'en faire. Il tient sa gêne de son père. Regardez Paul, son frère aîné. Il était comme lui à son âge… maintenant, c'est le « fonceur » de la paroisse. Cette coutume passera avec l'âge. » Mais de nos jours personne n'a le choix. Il faut évoluer. L'anxiété ressentie par le parent affecte directement l'enfant semblable. Plus son parent est anxieux, plus l'enfant réagit: il se renferme ou il s'extériorise.

L'ultime recours, la consultation

Rien ne doit être brusqué dans l'apprentissage de meilleures relations entre parents et enfants. Au contraire, le docteur Lafontaine demande qu'aucune étape ne soit sautée. « Vous avez voulu aller trop vite », réplique-t-il aux parents qui se plaignent que la théorie n'apporte pas les résultats voulus d'emblée. Peut-on penser raisonnablement que des communications absentes ou mal fichues entre les membres d'une même famille peuvent se rétablir en une journée? Ce serait utopique de vouloir arriver à une conclusion semblable. Non, il n'y a pas de miracle à cette théorie. C'est sûr que plus l'enfant est jeune, plus le travail avance vite. On n'a pas à défaire un mode de comportement pour le remplacer par un autre. Mais c'est l'exception qui jouit d'un tel privilège. Habituellement, les enfants présentent déjà des difficultés quand les parents décident de consulter le docteur Lafontaine. La majorité ont des ennuis à l'école. À ce symptôme, les parents sont secoués. En général, tant que l'enfant n'a pas atteint l'âge de fréquenter l'école, ils n'ont pas eu de problème ou encore ils ont maîtrisé la situation. Mais il y a des cas qui nécessitent une intervention dès le bas âge. « Il est tannant, insupportable. Je n'en viens pas à bout », disent les parents. Se peut-il que des parents se laissent monter sur la tête par un petit bout de chou de quatre ans? Hélas oui! De plus, souvent, les parents ignorent que cette agressivité préscolaire risque de se traduire très souvent plus tard par une mésadaptation scolaire.

Peu importe la situation parents/enfants quand le docteur Lafontaine les rencontre pour la première fois. Il démarre au point où ils en sont rendus et il les suit jusqu'au moment où il est certain que les mécanismes de la théorie sont digérés et transposés dans le vécu de chaque famille. Celui qui espère tenir la recette magique devrait arrêter ici sa lecture. Cela n'existe pas puisque la théorie est basée entièrement sur l'expérience réelle des individus. Elle émane de l'observation du vécu.

La deuxième entrevue est consacrée à mettre en place la mécanique de la théorie. Le docteur Lafontaine indique aux parents comment ils doivent s'y prendre pour amener leurs enfants à livrer leur pensée, à verbaliser leurs problèmes. À tous et chacun, il répète:

> « Il ne faut surtout pas confondre les principes avec les moyens[1]. Comme parents, vous vous entendez généralement sur l'essentiel: éduquer vos enfants afin de les rendre à l'aise et équilibrés dans un monde de plus en plus complexe. Mais, vous n'êtes pas toujours d'accord sur la méthode à suivre. Vous avez peur de vous tromper... C'est bien normal d'ailleurs. »

Pour illustrer la différence entre les principes et les moyens, je me sers d'un exemple tiré d'un contexte que j'apprends, selon ma perception personnelle, à connaître de mieux en mieux avec le temps: celui du gouvernement.

Pour aller droit au but, disons que les élus reçoivent leur mandat directement de la population qui délègue certains des siens pour assurer la bonne marche de la société. Parmi ceux-ci, quelques-uns sont appelés à former le gouvernement. Dans ce sens, les députés-ministres doivent rendre compte de leur agir à la base. Par contre, vu de l'extérieur, j'ose croire qu'en toute logique l'armée de fonctionnaires est à leur disposition pour les aider à

1. Voir la note infra-paginale, p. 97.

accomplir leur tâche avec le plus de compétence possible. Je dirais que le palier politique a pour mission d'établir les principes qui régissent son action, alors que l'autre palier, la fonction publique, se réalise pleinement si elle explore toutes les avenues ouvertes et soumet à l'homme public les divers éléments de solution. L'élu choisit, au meilleur de sa connaissance et de son jugement, le mode le plus susceptible de servir les intérêts de la collectivité.

Rôle à quatre temps des parents

La technique tient compte de quatre facteurs: le rôle respectif de chacun des parents; le rôle qui leur est dévolu par rapport à la moitié de leurs enfants dotés du profil correspondant; la valorisation de l'enfant; et, finalement, l'élaboration de structures mentales logiques chez celui-ci (ou comment a-t-il procédé pour réussir?).

Quel est le rôle respectif de chacun des parents? Dans la civilisation occidentale, il est coutumier de reconnaître que le père est la personne qui va à l'extérieur gagner la vie de la famille, tandis que la mère vaque aux occupations traditionnelles d'éducation des enfants et d'entretien du ménage. Dès le départ, le rôle des parents n'est pas perçu de la même façon par l'enfant. Cette définition des rôles tend de plus en plus à disparaître, me direz-vous. Et, dans un certain sens, vous aurez raison car les statistiques prouvent que près de 40 p. cent des femmes occupent des emplois rémunérés hors du foyer. La tendance est, s'il faut en croire le rapport présenté au gouvernement par le Conseil du statut de la femme et intitulé: *Pour les Québécoises: égalité et indépendance* (octobre 1978), à promouvoir le travail rétribué pour toutes les femmes. Je suis en principe d'accord avec cette proposition à condition que l'indépendance économique ne devienne pas une fin en soi, mais qu'elle soit plutôt un moyen pour des femmes de s'épanouir dans la totalité de leur être.

Cependant, ici ce qui importe, c'est d'être renseigné sur le pourcentage de femmes mariées, mères de jeunes enfants âgés de zéro à douze ans, qui cumulent la double fonction de travailleuse à l'extérieur et de mère de famille. Sans pouvoir être à même de fournir des chiffres précis quant à la proportion de la population féminine qu'elles représentent, je serais portée à croire qu'elles sont beaucoup moins nombreuses qu'on ne le pense ordinairement. Alors, même si le penchant actuel est aux deux conjoints pris toute la journée à l'extérieur de la maison, il n'en demeure pas moins que, de manière générale, l'attention que la mère accorde à ses enfants, en dépit d'un travail hors de chez elle, est souvent plus prononcée. Si un problème surgit à l'école, c'est presque toujours la mère qui s'occupe de le régler. D'ailleurs, n'est-il par courant de noter qu'un certain nombre de femmes optent pour une occupation à temps partiel, précisément dans le but de garder un lien plus étroit avec leurs enfants. D'autres s'organisent pour remplir une fonction où l'horaire diffère de celui du mari, de telle sorte que la relève est garantie. Les époux se privent de moments partagés ensemble, mais les enfants peuvent toujours, et en toutes circonstances, compter sur la disponibilité de l'un ou de l'autre parent[1].

1. Les profils d'un père visuel et d'une mère auditive favorisent un tel comportement. Mais avec des profils inversés, il faut s'attendre à ce que l'attitude de la mère soit contraire. Cependant, à chaque fois que les intervenants demandent à une mère d'être neutre ou exigeante, l'enfant est désorganisé.

La figure sécurisante ou valorisante de la mère

Dans cette optique, il est normal que la figure maternelle soit perçue par l'enfant comme une figure sécurisante, rassurante, valorisante, à laquelle il a recours quand il se sent malheureux. Mille et une raisons peuvent le mettre dans cet état. J'en énumère quelques-unes: un échec scolaire, un rejet de la part de son meilleur camarade, une jalousie envers sa sœur qui a été choyée lors de son anniversaire, une peur ressentie en voyant flamber le chalet du voisin, une crainte d'être refusé au camp de plein air, une réprimande du titulaire de classe ou du père, une rougeole, des exigences jugées inversement proportionnelles aux capacités réelles de l'enfant, une joute de hockey perdue, etc. Devant la peine de son enfant ou devant son agressivité, la mère se fait plus caressante, plus disponible. Elle convie l'enfant à se confier, surtout si de lui-même il ne parvient pas à saisir pourquoi il est renfrogné, sombre ou triste. Elle le rend conscient de sa condition et tente de l'amener à se défouler sur elle de ce qui lui pèse.

Quand l'enfant rentre de l'école, la mère évitera de poser la question: « Comment ç'a été en classe? » Il est inutile qu'elle recrée à son tour l'atmosphère de l'école, particulièrement si le petit a eu une dure journée. L'enfant rentre chez lui. Il a besoin de se détendre et d'oublier les tracas accumulés en milieu scolaire: par exemple, la leçon manquée, le retard signalé à la période de gymnastique, etc. À vrai dire, le foyer est peut-être le seul endroit où l'enfant peut se permettre d'être à son naturel. La mère regardera donc l'air que son fils ou sa fille affiche au retour de la classe et elle jugera si elle doit se taire ou si elle peut, sans risquer d'aggraver la tension perçue chez l'enfant, entamer le discours. Méfions-nous; l'écolier qui lance joyeusement son sac d'école et crie « Maman » lorsqu'il rentre, n'est pas nécessairement content de sa journée. Il se peut qu'il manifeste un tel comportement justement parce qu'il en a fini avec l'instituteur, les élèves, etc., du moins jusqu'au lendemain matin.

Ceci dit, examinons quelle sera la teneur des propos de la mère si elle décide d'interroger l'enfant. Elle lui demandera: « Comment t'es-tu senti aujourd'hui à l'école? » Elle s'informera si le professeur a paru gentil, s'il semblait de bonne ou de mauvaise humeur. Elle voudra peut-être être renseignée sur l'atmosphère de la classe. « Est-ce que tes compagnons ont été sages ou bruyants? » Au début, il lui faudra procéder par la négative pour arriver à tirer quelque chose de son enfant. Par exemple, si elle pense que le petit a eu un accrochage avec l'enseignant, elle pourra tendre la perche de cette manière: « Ton professeur n'est pas toujours calme. Tu me racontes qu'il hausse le ton à la moindre erreur que tu commets. Penses-tu qu'il t'en veut à ce point? » Elle pourra aborder un sujet moins brûlant si elle s'aperçoit que le thème de l'école rend l'enfant mal à l'aise. « Ne me dis pas que Michel vous a fait perdre la partie de hockey encore une fois! » Elle parlera de tout, du moment qu'elle joue son rôle de figure maternelle compréhensive.

Le père, figure sociologique

Le père, par contre, représente la figure d'autorité, c'est-à-dire la société. Sa lutte quotidienne pour le mieux-être de la famille le porte à être plus factuel. Il se concentre surtout sur la production de l'enfant qui ne lui en veut pas de se comporter comme une personne qui exige un rendement de sa part.

Quand le père franchit le seuil de la porte, il faut que l'enfant comprenne qu'il a des comptes à rendre. À papa de poser les questions pertinentes sur les matières scolaires.

Sans détour, il s'informera auprès de son enfant combien il a obtenu dans son devoir de français, s'il est satisfait de son résultat en mathématiques. C'est à lui de sévir si l'enfant manifeste un laisser-aller dans son apprentissage scolaire. Il lui revient également d'imposer à l'enfant des tâches à la maison, telles que la mise sur la rue des ordures ménagères, l'enlèvenent de la neige, l'entretien de la pelouse, le rangement de sa chambre, etc. C'est le père qui apporte de l'extérieur la matière informant l'enfant que ce n'est pas toujours simple de se débattre dans la société qui peut sembler être une jungle à certains égards. Un soir, le fils ou la fille apprend de la bouche du père que les négociations sont rompues entre le syndicat et l'employeur et qu'à partir de minuit il est en grève. À un autre moment, la conversation porte sur l'avis de concours que papa doit surveiller s'il veut améliorer son sort et celui de sa famille. Le docteur Lafontaine favorise la verbalisation des sujets d'inquiétude qui peuvent assaillir le parent-travailleur. Selon vous, il serait préférable que les problèmes demeurent entre adultes? Au premier abord, ce mode peut sembler logique mais quand on sait que les enfants sentent les préoccupations avec la même acuité que leurs parents, même si elles ne sont pas dévoilées, je ne vois pas pourquoi le jeu ne serait pas ouvert. C'est une façon de dédramatiser les ennuis et d'amener l'enfant à découvrir le processus de composition avec des problèmes analogues.

Un symbiose entre papa et maman

Spontanément, une symbiose existe entre papa et maman. Cette association se répercute sur les enfants qui profitent d'une telle union. Dans leur petite tête, les figures maternelle et paternelle sont bien campées. Si dans les faits les parents jouent leur rôle respectif, l'enfant sentira cette double force prête à le secourir à l'instant où il en aura besoin. Crainte et panique s'effaceront pour céder la place à la confiance et à l'harmonie. Cependant, il arrive trop souvent que l'un ou l'autre parent empiète sur le rôle du conjoint, soit par ignorance, soit par abandon du rôle, soit par nécessité, soit pour laisser l'éducation des enfants à la mère. En effet, le père souvent se retire; il ne veut pas contredire sa femme. À ce moment, l'enfant réagit. Il devient agité, peureux, agressif et que sais-je encore. Cette attitude n'est pas voulue, elle est insconsciente. Ce qui n'empêche pas qu'elle déplaît aux parents qui tentent de la rectifier.Mais ils doivent savoir qu'en tout temps, jusqu'à l'âge de douze ans, l'enfant les considère comme des dieux infaillibles, immortels, puissants. En raccourci, pour l'enfant, ses parents ont toutes les qualités imaginables. Dans ce contexte, pourquoi voudrait-il leur déplaire? Il n'y a qu'une seule raison qui explique le comportement désagréable de l'enfant: il en veut à ses parents de ne pas le rejoindre, de ne pas le comprendre. Dès lors que les parents reprennent leur rôle et ouvrent le jeu avec l'enfant, la situation s'améliore.

Elle s'améliore surtout si les parents vont plus loin que d'offrir une figure sécurisante et une figure d'autorité de manière constante.

Le parent correspondant

Après avoir étudié le rôle respectif de chacun des parents, j'amorce maintenant le deuxième volet de l'application de la technique qui repose sur le facteur suivant: le rôle dévolu à chaque parent par rapport à la moitié de leurs enfants dotés du profil correspondant.

La mécanique de la verbalisation est prête à se manifester. Au début, l'engrenage semble rouillé. Les tentatives d'initiation à la parole peuvent avorter après une phrase ou deux. Il n'y a rien d'anormal là-dedans. Dans le milieu familial, les gens se sentent plus qu'ils ne se parlent. Au cours des rencontres, il n'est pas rare que les parents se plaignent des difficultés que présente l'approche de la communication verbale. « C'est pas facile de dialoguer avec mon enfant. Quand je lui demande de me raconter ce qui ne va pas, il dit: « Je ne sais pas », ou encore, « Tout va bien. » Comment voulez-vous aller plus loin? C'est compliqué. » Leurs commentaires sont justifiés. Au bureau, le docteur Lafontaine obtient souvent un « Je ne sais pas » avant de gagner la confiance de l'enfant. Mais il insiste auprès des parents afin qu'ils poursuivent leur démarche, même s'ils la trouvent exigeante, pénible, voire contraignante. L'enfant apprend à se bâtir une structure mentale en verbalisant ce qu'il accomplit, par le biais d'automatismes et d'imitations.

Nous suggérons que les échanges parents/enfants démarrent à partir de situations concrètes, vécues quotidiennement, et qu'ils s'organisent en un premier temps entre profils correspondants. « Mais, j'ai davantage de problèmes à rejoindre les enfants qui me ressemblent dans la famille. Je m'énerve quand j'entreprends de m'occuper d'eux. Par contre, c'est plus facile avec ceux qui ont le même caractère que mon conjoint », répliquent certains parents. D'autres avouent que c'est le contraire. Au début, cette attitude paradoxale me laissait perplexe. Puis, j'ai compris que les tenants de ces propos antithétiques avaient tous raison. Si nous nous plaçons du côté du parent qui se bute à son enfant correspondant, il est aisé de constater que celui-ci, en se reconnaissant dans son enfant, voudrait qu'il soit idéal comme on a voulu qu'il le soit lui-même quand il était jeune. Son premier mouvement, quand il se rend compte que son petit fait une gaffe, est un mouvement de colère. Il réagit comme si l'insulte lui était destinée personnellement. Par un retour en arrière dans le temps, il se rappelle qu'il a été blâmé moult fois par son entourage, tout spécialement par ses parents. Ce cheminement se joue au palier de l'inconscient. Pensez donc, le parent découvre ses faiblesses à travers son enfant. Il lui en coûte de les reconnaître. Objectivement, il admet qu'il s'est comporté de manière analogue dans le passé, mais il est récalcitrant à identifier les mêmes maladresses chez son fils ou sa fille.

Le docteur Lafontaine rappelle souvent lors des entrevues sa propre situation de vie.

> « J'ai six enfants, donc il y en a trois qui ont mon profil. Je suis de plus en plus convaincu que ceux qui ont mon profil ont éprouvé ou éprouveront les mêmes difficultés que moi dans le déroulement de leur vie. Bien plus, je suis persuadé que si j'étais à leur place aujourd'hui, je rencontrerais les mêmes problèmes qu'eux. Récemment, Étienne, le cinquième, semblait ne pas s'ajuster avec le professeur dans un de ses cours. Ce n'est pas lui qui m'a mis au courant... c'est un de ses frères. Autrefois j'aurais été porté à le traiter de paresseux, de révolté. Quoi, un simple cours de philosophie. Il suffit de lire un peu et de réfléchir sur le sujet. Un travail dans cette matière, il n'y a pas de quoi fouetter un chat. Heureusement que je ne l'ai pas apostrophé comme ça. J'ai plutôt choisi de lui faire part des difficultés que j'avais moi-même rencontrées en faisant l'apprentissage de cette science. Je n'ai jamais vu quelqu'un déballer son sac aussi vite. Je ne pouvais pas placer un mot. Il en avait long à dire sur la science elle-même, sur la méthode de la transmettre, etc. Étienne est un auditif comme moi. Imaginez comment il se sent dans la société actuelle qui met l'accent surtout sur les structures. J'ai fait comprendre à mon fils que jusqu'à un certain point, il devait jouer le jeu... quitte à fonctionner à sa guise en dehors de ses cours. J'avais réussi à décoder et à positiver l'attitude dérou-

tante d'Étienne. Depuis lors, il semble que tout se soit replacé. Je le suis de près et nos relations n'ont jamais été aussi bonnes. »

Devant l'attitude déroutante de l'enfant qui a le profil correspondant au sien, il ne s'agit pas de paniquer. Personne n'est parfait. La règle de conduite positive et essentielle à suivre est de chercher avec l'enfant la solution à son problème. Le parent identique tente de se placer dans le contexte actuel, celui que vit son enfant et, en même temps, il fait une incursion dans son passé pour voir si une situation analogue ne lui est pas arrivée. Il essaie de conscientiser la façon dont il s'est tiré de ce mauvais pas. Ce faisant, il peut arriver qu'il découvre le comment et transpose selon le mode actuel l'expérience précédemment vécue.

Le parent complémentaire

Lorsque la communication bloque entre parent et enfant complémentaires, il faut oublier la raison évoquée antérieurement. Cette fois-ci, nous sommes en présence de personnes qui ne sentent pas les choses de la même façon. Le parent complémentaire constate la détresse de son enfant, mais il ne peut trouver pour lui la solution appropriée. Son rôle en est un de soutien beaucoup plus que de guide. Il est sympathique, il est compatissant mais, malgré toute sa volonté d'aider l'enfant en difficulté, il ne trouvera pas le fil conducteur.

Quand les parents ignorent ce phénomène de correspondance et de complémentarité vis-à-vis de leurs enfants, ils sont portés à s'accuser mutuellement. Cette disposition d'esprit n'arrange en rien les choses. Au contraire, elle entretient le statu quo ou, pis encore, elle entraîne un processus de détérioration du climat familial. C'est somme toute normal d'être moins habile dans un domaine que dans un autre. Comme je l'ai souligné antérieurement, cette théorie insiste sur les forces des individus et non sur leurs lacunes. Intuitivement l'enfant saisit cette vérité et, selon la situation qu'il vit, il a recours au parent susceptible de lui apporter le maximum d'assistance.

Une société en quête d'enfants prodiges

Mais que demande la société moderne à ses commettants? Aujourd'hui, la rationalité d'un comportement dit normal semble la suivante: chaque individu devrait être apte à réussir dans à peu près tous les champs d'activités. L'émulation que reçoit l'enfant va toujours grandissant. Son attention est captée par une multitude de sollicitations qui s'ajustent plus ou moins à son tempérament. Qui d'entre nous, à titre de parent, n'incite pas son rejeton à pratiquer à la fois plusieurs sports: ski, hockey, bicyclette, natation, karaté, etc.? Nous poussons aussi notre progéniture à s'inscrire à des cours de bricolage, de peinture, de diction. Nous l'intégrons dans des organisations comme le scoutisme, l'association des jeunes naturalistes, etc. Nos filles doivent apprendre le ballet, le patinage de fantaisie, etc. Je pense que toutes ces activités représentent un enrichissement pour celui ou celle qui s'y adonne. Cependant, avant d'embrigader notre enfant dans l'une ou plusieurs d'entre elles, il faudrait que chaque parent correspondant s'examine et découvre si aujourd'hui, vivant les mêmes conditions de stress que son enfant, il se sentirait heureux de participer à telle ou telle activité. Car, aussi étonnant que cela puisse paraître, le stress, ce grand ennemi de l'homme, gruge autant l'enfant que l'adulte. Lutter efficacement contre ce fléau, c'est apprendre à développer et à équilibrer ses forces en regard des contraintes imposées par toute société. Les moments de détente sont précieux, mais les moyens de se détendre sont différents d'un individu à l'autre, d'un profil à l'autre. Le visuel, généralement, se délasse en changeant d'activité, tandis que l'auditif parvient au même but souvent en se reposant. Avant d'être familiarisée avec la théorie, j'avais l'habitude de tempêter quand je voyais mon mari, un visuel, littéralement sauter d'une occupation à l'autre. Je ne comprenais pas qu'il ait tant de vitalité et qu'il ressente le besoin de la dépenser sous des formes aussi diversifiées. Il n'est pas surprenant que ce dynamisme se soit canalisé dans l'exercice d'une profession accaparante plus que bien d'autres. Je n'en continue pas moins de le prier de surveiller ses moments de détente... Sans doute qu'il en a besoin grandement, bien qu'il s'en accorde très peu.

Cela dit, concentrons-nous sur l'enfant surinformé, sursollicité. Il se fie à ses géniteurs. Toujours dans le but de nous faire plaisir, l'enfant entérine notre décision et accepte d'aller, par exemple, deux fois par semaine au centre culturel ou sportif accomplir ce que papa ou maman a suggéré. Mais y trouve-t-il un avantage quelconque? Pas nécessairement... Il se peut que l'activité en question représente un fardeau de plus sur ses épaules plutôt que la détente souhaitée. Alors, essayons de tenir compte de la capacité d'absorption de l'enfant en matière d'occupations parascolaires et assurons-nous de ses goûts et de ses aptitudes avant de le lancer dans cette arène que l'on appelle la civilisation des loisirs. Comme adultes, nous avons appris que nous obtenons du succès dans certaines sphères d'activités et que nous échouons dans d'autres. Il en va de même pour nos enfants. Pourquoi exiger d'eux des performances extraordinaires dans tous les domaines? N'est-ce pas s'acheminer vers des déboires plus ou moins prononcés?

Épanouissement ou compétition

Un autre phénomène qui attire l'attention: le parent et l'enfant qui lui correspond ont trouvé ensemble une activité intéressante où le gamin ou la gamine pourra s'épanouir. Les ressources du milieu sont explorées afin de savoir où, quand et comment cette activité est offerte. L'enfant est inscrit. Tout va bien. Mais là, la dimension d'épanouissement de soi qu'au départ le parent recherche pour son enfant cède le pas à la dimension de compétition à laquelle l'enfant se trouve poussé malgré lui. J'ai été témoin de ce fait à plusieurs reprises. Mes enfants ont tous joué au hockey sur glace avec des organisations de quartier. J'allais régulièrement assister aux joutes. Quelle ne fut pas ma surprise de constater la réaction de certains parents assis sur les mêmes gradins que moi! Ils étaient plus excités que leurs enfants. À coups de cris, d'objets bruyants, ils créaient une ambiance telle que la partie semblait devoir se dérouler comme au Forum avec les « grands » du hockey. Un tel prêchait à son petit Guy de compter autant de buts que la vedette Guy Lafleur; un autre, sans même réfléchir combien son fils, gardien de buts, peinait pour arrêter la rondelle, empêtré qu'il était dans son costume, le blâmait chaque fois qu'il laissait pénétrer le disque dans la cage. Heureusement que les enfants n'entendaient rien de tous ces commentaires. Je ne comprenais pas le comportement des parents. Pour moi, mes enfants étaient sur la glace pour apprendre les rudiments d'une technique et pour composer avec des gens de leur âge à travers un jeu d'équipe. Je les félicitais quand ils avaient donné leur mesure mais de là à les rendre nerveux s'ils n'avaient pas comblé toutes mes aspirations, jamais... Ils étaient là pour se détendre et je ne désirais aucunement les acculer à l'obligation de m'offrir un spectacle.

Le pluralisme vécu par l'enfant

L'enfant, dans notre société fin XXe siècle, est exposé à des réalités contradictoires, reflets d'une société en quête d'identité. En effet, dès le jeune âge, le jeu des interactions proches de l'enfant, soit la famille, soit l'école et le voisinage, invite celui-ci à se socialiser à un rythme qui souvent ne lui convient pas. Très tôt, il entre en contact avec une multitude d'individus dont la philosophie existentielle diffère profondément de celle qui est privilégiée au foyer. Le voisin projette une mentalité à l'inverse de celle de papa. La tante Joséphine éduque son fils, Louis, selon une méthode qui répugne à maman. Le grand frère Bernard amène à la maison ses amis, adeptes de mouvements remettant en question le système dans lequel ils croient que la société de leurs aînés veut les enfermer. Lors de réceptions entre adultes, les antagonismes politiques, religieux, administratifs, voire sportifs animent la conversation. À travers ces circuits d'idées et de personnes, l'enfant essaie de s'y retrouver. Fait-il mine de se retirer quand le salon est envahi d'étrangers, nous le prions d'être gentil en présence de la visite. Il lui faut faire sa révérence. L'adulte, sans réfléchir, lui impose d'accepter tout le monde, de s'efforcer de plaire. Interprétation plutôt dogmatique! Pourquoi, encore une fois, prétendre que son enfant est programmé pour s'accorder avec tous. Il a aussi ses préférences et aucune règle ne commande la promiscuité plus ou moins désirée. Zola dans un de ses romans disait: « Depuis que sa nature s'affinait, il se trouvait blessé davantage par les promiscuités du coron. »

Autrefois, ce brassage d'idées et de personnes était limité. Les grands courants de la communication, telle qu'ils existent aujourd'hui, étaient encore à venir. D'une ville, d'une paroisse, d'une famille à l'autre, les valeurs s'accordaient, en principe. Même foi, même langue, même mœurs. Le curé, au prône du dimanche, expliquait l'Évangile, commentait les problèmes de l'heure selon l'idéologie reconnue; le maître ou la maîtresse d'école enseignait le français, le catéchisme ou l'histoire en ayant en tête les valeurs traditionnelles; et chez soi, la famille vivait la plupart du temps selon les normes dictées par l'élite. L'intégration des divers milieux était naturelle, bien que le mot « intégration » fût peu ou pas connu. Nos pères et mères sortaient peu et le cercle de leurs connaissances était à peu près stable. On appelait « étranger » celui ou celle qui bousculait par son comportement le rythme immuable du village ou du quartier.

Peut-on être soi-même partout?

Les grands ensembles et les sous-ensembles tels que nous les connaissons maintenant appellent un réseau d'échanges où l'homme social continue, en dépit de la valorisation de la communication, à masquer son intégration personnelle quand il a réussi à la faire. La société contemporaine semble l'empêcher de se définir en tant que personnalité globale, peu importe le milieu où il évolue. Elle favorise les rôles. Ainsi au foyer, l'homme d'affaires a le droit de laisser transpirer son émotion quand il apprend que sa fille Marie subira une intervention chirurgicale par suite de l'accident de moto qu'elle a eu. Cependant, devant le médecin qui a posé le diagnostic, le père demeure imperturbable. À son bureau de la rue Saint-Jacques, pas un muscle de son visage ne bouge quand son premier adjoint lui signifie qu'il offre ses services à un concurrent à partir du mois prochain. Intérieurement, l'accident survenu à sa fille ou la perte de son meilleur collaborateur soulèvent une tempête d'émotions. La convenance exige qu'au dehors tout paraisse être au beau fixe. Quel monde que celui dans lequel nous vivons! Et le monde de l'enfance fondé sur la spontanéité demeure réfractaire à se conformer à ces masques sociaux. Autrefois, la société représentée par l'adulte laissait l'enfant timide tranquille. Elle ne se pressait pas de redresser rapidement le comportement de celui-ci. Il avait tout le temps de se modeler, sans brisure, comme une bonne pâte qui lève doucement avant d'être cuite et dorée. L'enfant timide de cette époque est qualifié d'enfant hyperactif ou d'enfant hyperrenfermé aujourd'hui. Il devient la cible de tous et de chacun. S'il est visuel en plus, on décèle infailliblement des troubles de psychomotricité. Allez-y voir... L'observation démontre que, en règle générale, les enfants visuels sont moins habiles sur le plan moteur que les enfants auditifs. Est-ce à dire qu'ils le demeurent? Le docteur Lafontaine n'en croit rien. Selon lui, l'enfant visuel est plus lent à démarrer, mais si on n'attire pas l'attention sur ce qu'on croit être un handicap, tout rentre dans l'ordre avec le processus de maturation. D'ailleurs, il remarque, en parlant de l'enfant timide, que

> « lorsque celui-ci se terrait dans un coin du grenier quand la parenté arrivait, on disait simplement: ''Il est gêné, ça passera avec les années.'' Mais de nos jours, quand l'enfant hyperactif met en désordre toute la maison, ou quand l'enfant hyperrenfermé se cache dans une garde-robe, selon les circonstances et le type d'enfant, les parents le bousculent. Ils le semoncent parce qu'il attire l'attention ou parce qu'il ne fait pas de ''façons'' à la visite. C'est dommage. On ne laisse plus le temps au petit de s'adapter... Il en résulte une kyrielle de problèmes. Est-il pensable que l'enfant se sente attiré par les êtres et les choses avec le même enthousiasme, sans dicernement? L'adulte choisit son monde, pourquoi pas l'enfant? »

Respecter le style de l'enfant

En rétrospective, à travers ce qui a été dévoilé des échanges parents/enfants de même type de profil, il ressort que le mot de passe qui semble le mieux répondre à l'établissement d'une communication agréable et évolutive entre eux est le suivant: exigeons de l'enfant un comportement qui soit en accord avec sa propre perception sensorielle. Si certaines attitudes nous déplaisent, tentons d'y remédier par le mécanisme de résurgence de nos propres malaises antérieurs en cultivant le phénomène de l'empathie. L'enfant ne doit pas nécessairement se plaire avec tous les gens qu'il croise ou encore être « bon » dans tous les domaines qui s'imposent à lui. Il est inondé d'informations et c'est le rôle des parents de l'aider à instaurer des priorités. Le contact avec l'enfant s'ajuste au moyen de points de référence puisés à même le vécu de l'enfant. Les événements qui déclenchent un état de stress chez lui peuvent sembler insignifiants à première vue, mais ils le préoccupent au point de le frustrer.

La valorisation

Je cite et commente le cas de Louise dans les pages qui suivent afin d'expliciter, à l'aide d'une histoire vécue, le troisième facteur de la technique: la valorisation de l'enfant.

J'aurais pu choisir de développer le thème de la valorisation en dissertant de manière théorique. Je préfère livrer le message en me servant d'un exemple: ce procédé, à mon avis, est plus clair, plus facile à décoder.

Chacun de nous, à titre de parent, relève plusieurs fois par jour des agissements répréhensibles chez son enfant. Notre première réaction est de blâmer celui-ci. « Tu ne pourrais pas faire attention. C'est la même chose à tous les repas, tu renverses ton verre de lait. Maladroit! Mains pleines de pouces! Quand vas-tu te corriger? » Ce réflexe de souligner l'incompétence de l'enfant accentue chez lui la sensation « d'être un bon à rien » et provoque un comportement défaitiste de sa part. « J'chus pas capable... j'veux pas... j'le ferai demain. » À la longue, ces réponses négatives de l'enfant aux moindres demandes des parents empoisonnent les relations et ancrent l'enfant dans sa balourdise.

Afin de parer à ces inconvénients, le docteur Lafontaine intervient auprès des parents pour qu'ils modifient leur attitude.

> « Dans un premier temps, il faut valoriser l'enfant, c'est-à-dire noter les aspects positifs d'une réalisation. Par exemple, lors d'un examen dont le contenu porte sur les quatre opérations en mathématiques, même si le résultat global est lamentable, il est important que les parents félicitent l'enfant pour sa réussite dans les additions, à supposer que ce soit le cas. Ensuite, ils pourront s'attarder sur les manques, et au besoin, travailler avec l'enfant à faire du rattrapage. Mais, de grâce, arrêtons de déprécier l'enfant pour tout et pour rien. Ce procédé est nocif pour l'enfant, surtout pour celui qui est hypersensible. »

Louise ira à bicyclette

Ainsi, récemment, une petite fille de six ans se présente au cabinet du docteur Lafontaine. La mère mentionne qu'elle observe une dose d'agressivité chez Louise depuis déjà quelque temps. Les résultats scolaires sont convenables. Le médecin s'informe auprès de Madame si elle a réussi à provoquer le dialogue avec son enfant. A-t-elle une idée de ce qui pourrait troubler la petite. Et la mère de répondre: « Louise ne raconte rien de ce qui se passe à l'école ou ailleurs. » Alors le docteur Lafontaine s'adresse à l'enfant directement.

Dr Lafontaine: Tu es sûre que tout va bien à l'école?

Louise: Tout va bien.

Dr Lafontaine: Tu as des amies... comment t'entends-tu avec elles?

Louise: Ben, l'autre jour, j'avais un sac de jus d'orange à la récréation et Julie, mon amie, l'a ouvert pour moi. Elle a pensé que j'étais pas capable de le faire moi-même.

Dr Lafontaine: Toi, tu as pensé que Julie avait fait ce geste parce qu'elle croyait que tu n'étais pas capable... mais, lui as-tu demandé pourquoi elle faisait ça? Peut-être que, elle, elle le faisait dans le but de te rendre service... pour te faire plaisir?

Louise: Ah!...

Mère: Louise dit que c'est mieux chez son amie Nancy, une autre élève de sa classe. Elle veut constamment aller chez elle. « Là, me dit-elle, au moins, je peux faire ce que je veux. » En effet, ici, moi, je ne permets pas que les enfants fouillent dans la dépense ou dans le frigidaire.

Dr Lafontaine: Mais, Madame, vous êtes-vous renseignée sur ce que Louise fait de plus chez son amie Nancy?

Mère: Non!...

Dr Lafontaine: Pourquoi aimes-tu mieux passer ton temps chez Nancy? Qu'est-ce que tu fais chez elle qui t'intéresse autant?

Louise: Ben, je vais à bicyclette et je joue à la poupée.

Tableau V Comparaison entre un échange selon les préceptes de base et celui qui a lieu entre maman et Louise

Préceptes de base	Échange maman/Louise
Présence de profils correspondants.	Maman est visuelle. Louise est auditive.
Provocation de la verbalisation.	Maman est incapable de rejoindre son enfant sur le plan de la verbalisation.
Détermination du ou des sujets qui causent le stress chez l'enfant.	Aussi insignifiant que cela puisse paraître, le stress de Louise est causé par deux événements en particulier: l'épisode du jus d'orange et la défense de rouler à bicyclette. Les faits sont racontés par Louise qui répond aux questions du docteur Lafontaine.
Confrontation de l'impression avec la réalité.	Maman se fait une idée: Louise préfère passer le temps chez Nancy parce qu'il lui est possible de « fouiller » dans le garde-manger et dans le réfrigérateur. La réalité est tout autre. En vérifiant, le docteur Lafontaine se rend compte que Louise va chez Nancy parce qu'elle peut y pratiquer son sport favori.

Choix d'une activité culturelle ou sportive en accord avec son goût en respectant le profil de l'enfant.	Maman se refuse à permettre à sa fille de monter à bicyclette. Par contre, papa semble n'y voir aucune objection. Mais pour ne pas contredire sa femme, il se tait. Il pense que l'éducation revient d'emblée à la mère. Mais quand il apprend que Louise a son profil, il décide de s'impliquer davantage dans son éducation.

À l'analyse, le cas de Louise peut présenter un certain intérêt pour les parents.

Deux faits ressortent à la verbalisation: le sac de jus jus d'orange et les jeux. Entre nous, il s'agit d'histoires bien banales. Et pourtant, l'insistance mise sur le sac de jus permet de constater le peu de confiance que Louise a en elle. Elle pense constamment qu'elle n'est pas « bonne » et projette sur les autres cette attitude. Il faudra amener les parents à valoriser Louise aussi souvent qu'ils le peuvent lorsqu'elle accomplit les besognes de tous les jours. L'enfant ne connaît pas sa valeur et se réfère aux autres pour savoir si ce qu'elle fait est bien. Ce procédé vaut tant et aussi longtemps qu'il se trouve quelqu'un auprès de Louise pour la rassurer, lui dire que c'est ce qu'il faut faire. Mais quand la petite fille se retrouve seule ou encore face à ses camarades, elle ne peut obtenir l'approbation de ses parents ou de sa maîtresse. Alors, aussitôt qu'une de ses compagnes s'avise d'accomplir quelque chose à sa place (ouvrir le sac de jus), Louise se sent dévalorisée et évalue la portée du geste de son amie d'une manière négative. Elle se sent « incapable » et, selon elle, ses copines l'aident parce qu'elles éprouvent le même sentiment à son égard. Rassurer Louise et la valoriser sont les premiers éléments à mettre en branle afin de lui permettre d'acquérir de l'assurance, mais ce n'est pas suffisant. Il faut aller plus loin et demander à l'enfant: « Comment as-tu procédé pour réussir? » Je reviendrai sur ce point un peu plus loin parce qu'il est le quatrième moyen essentiel à utiliser lorsqu'on veut rendre l'enfant autonome.

Poursuivons avec le cas de Louise. Pourquoi semble-t-elle trouver que la vie est plus agréable chez Nancy que chez elle?

Nous savons que Louise préfère jouer chez son amie parce qu'elle peut y pratiquer la bicyclette et s'amuser avec des poupées. Cependant la mère pense que sa fille s'y livre à des activités plus ou moins acceptées. Puis, tout d'un coup, à la suite d'une conversation, elle apprend que ces activités sont des plus banales. L'enfant est intéressée à monter une bicyclette comme tous les enfants de son âge le font. Mais à la maison on prohibe ce sport. Les données inscrites au Tableau V indiquent que la mère est visuelle tandis que Louise est auditive. Comme je l'ai expliqué lors de la description des profils, le tempérament visuel craint toujours les accidents. Alors il ne faut pas nous étonner que la mère projette son anxiété sur son enfant et lui interdise les promenades sur deux roues. Par contre, Louise ne l'entend pas ainsi. Elle ne réagit pas de la même façon que sa mère parce qu'elle n'est pas vulnérable aux mêmes stimulations que cette dernière. Le docteur Lafontaine suggère à la mère de demander à son mari qui est auditif de se prononcer sur la question litigieuse. Si papa est d'accord avec l'idée que sa fille aille à bicyclette, pourquoi ne pas se fier à son jugement? Il a le même profil qu'elle. De fortes chances existent que Louise ne soit jamais victime d'un accident lors de ses randonnées. De plus, il se peut que le père devienne un adepte de ce sport. Lui et sa fille pourront passer de merveilleux moments ensemble et nouer, à partir d'une activité partagée, une relation plus ouverte, enrichissante pour les deux partenaires qui découvriront que d'autres points leur sont communs. Le père, par le biais de sa fille, poussera plus loin sa connaissance de lui-même. Ce jeu l'amènera sans doute à modifier certaines de ses attitudes. En effet, l'enfant offre une figure non déformée, alors que l'adulte, au fil des expériences vécues, présente un visage complexe. Souvent, il ne sait plus au juste qui il est. Il connaît ses réactions mais l'origine de celles-ci demeure mystérieuse. S'il se sent mal à la suite d'un événement, d'un geste posé ou omis, il néglige de scruter son environnement pour mettre le doigt sur la raison de cette sensation désagréable. Cependant, si dans sa tâche éducative il devient un fidèle observateur de son enfant correspondant, il développera aussi son habileté à déterrer au plus profond de lui-même plusieurs aptitudes enfouies là depuis longtemps. Aptitudes qui, si elles étaient exploitées, pourraient lui apporter des gratifications supplémentaires. Il s'initiera aussi à éviter les situations sujettes à le rendre agressif, déprimé ou malheureux. Chaque fois que son enfant présentera des symptômes de détresse, le parent, après avoir vérifié si son état intime est bon, c'est-à-dire s'il ne se sent pas perturbé pour quelque raison que ce soit, devra nécessairement se tourner vers l'extérieur, vers ce qui entoure l'enfant afin de chercher la cause de sa nervosité. Ce faisant, il usera de son expérience afin de flairer le motif du problème et d'y apporter les éléments de solution valable.

L'effort requis peut sembler exténuant, au début surtout, quand on commence à mettre en pratique ce genre de technique. Mais il faut que le parent sache que s'il vivait aujourd'hui les mêmes situations que vit son enfant, il rencontrerait à peu près les mêmes difficultés. D'ailleurs, il est possible qu'il les ait rencontrées sous une autre forme et à un autre âge. Puisqu'il s'en est tiré de façon convenable, c'est qu'il a trouvé les réponses... de manière intuitive... La formule est de redécouvrir ces réponses, mais en procédant cette fois-ci de manière consciente et en les adaptant à la réalité actuelle qui gravite autour de son enfant.

Le cas de Louise illustre dans quelle mesure l'enfant peut être dérangé par des incidents jugés au niveau des parents comme des « niaiseries ». Pour l'enfant, ils prennent une autre dimension. L'agressivité de Louise découle de ces faits en apparence anodins. Quant à la mère, elle serait décontenancée si, de l'extérieur, on qualifiait de peccadilles les raisons qui provoquent son anxiété. Le blocage au niveau verbal maintient un climat d'insécurité et d'affrontement mère/fille. Le père, pour sa part, est exclu et subit ce drame en espérant qu'il finisse rapidement.

L'intervention du thérapeute permet d'entrevoir l'assainissement du climat familial. Il aide à démêler les causes de tensions propres à chaque personne et suggère à chacun d'en parler ouvertement. La connaissance des profils fait que le père devrait, dans le futur, s'impliquer davantage dans l'éducation de sa fille. La mère se sentira soulagée: elle conseillera à Louise d'aller plus souvent consulter son père. D'ailleurs, la petite le fera d'elle-même au fur et à mesure qu'elle sentira son père plus près d'elle.

Et le docteur Lafontaine de passer cette réflexion:

« Au début, établir la communication verbale avec l'enfant semble une gymnastique éreintante. Les parents ont l'impression qu'ils sont gauches dans leurs interventions. Il ne faut pas s'en faire outre mesure. Ce qui frappe le plus l'enfant, ce n'est pas la maladresse des parents, mais leur changement d'attitude. Dans un premier temps, ce renversement peut provoquer chez l'enfant un état d'égarement. Il devient perturbé parce qu'il ne reconnaît plus le "pattern" qu'il a toujours connu. Puis, devant l'ouverture de ses parents, il se sent mis en confiance et commence à se livrer un peu plus tous les jours. Il est essentiel que les parents persistent dans leur résolution de s'entretenir avec leurs enfants. Si une première tentative échoue, il faut reformuler la question. Posée différemment, il se peut que l'enfant y réponde autrement que par un "Tout va bien" ou "Il n'y a rien là". Avec le temps, l'exercice de la verbalisation permet une analyse plus en profondeur de la situation... et des solutions durables. Je demande aussi aux parents de savoir masquer leur anxiété. L'effet d'entraînement de ce procédé est quasi magique. Quand l'enfant nous sent plus détendu, plus réceptif, il adopte notre attitude et en raconte plus. Autrement, devant notre mine grise et inquiète, il bloque. Il veut nous protéger, nous éviter de nouvelles tensions. Parfois, c'est comme si l'enfant, inconsciemment, se sentait responsable du bien-être de ses parents. Que dire de ce renversement des rôles? Chose certaine, si, de part et d'autre, la règle est le mutisme, il ne sera pas long qu'il y aura accumulation de stress dont les rebondissements sont souvent l'isolement, le rejet de la famille, etc... »

Pour terminer avec le cas de Louise, disons que l'identification de Louise à son père est un processus qui doit se consolider dans le temps. Ce n'est qu'après cette étape qu'il sera possible d'étendre le jeu à la mère. Cela veut dire que, pendant la période d'ajustement des profils, la mère s'est tenue à l'écart, laissant plutôt son mari se débrouiller avec sa fille. Puis, le jour où la symbiose entre le père et la fille est perçue par les deux partenaires comme une associaiton durable et profitable à chacun, la mère est à nouveau mise à contribution. Cette fois-ci, chacun apporte sa participation en conformité avec le rôle qui lui a été dévolu et en usant des aptitudes naturelles qui lui sont propres.

La complémentarité, gage de meilleures relations parents/enfants, est engagée. Voici comment elle se joue: peu importe la situation nouvelle, Louise consulte tout naturellement son profil correspondant qui est le père. Tous les deux débattent les meilleurs éléments de solution afin de maîtriser la situation en question. Puis, le duo père/fille demande à la mère son avis. Il est certain que la mère au profil complémentaire ne retiendra pas, de la situation et de la façon la plus valable de l'aborder, les mêmes éléments. Elle dit ce qu'elle en pense. Louise, instruite du mode bi-dimentionnel dans la perception cognitive, évalue l'efficacité de chacune des solutions proposées. Elle devrait choisir celle qui se prête le mieux à résoudre le problème du moment. Si elle juge que l'issue de type visuel semble supérieure dans le cas qui la préoccupe, elle jouera, par apprentissage, le jeu du profil visuel. Par contre, dans un autre contexte et en toute connaissance de cause, elle pourra opter pour régler son problème à la manière auditive. Ce sera d'autant plus facile pour Louise qu'elle fonctionnera alors selon son propre profil.

En effet, la pratique de la théorie de la communication du docteur Lafontaine habitue l'enfant à être sensibilisé au fait que tous les gens ne réagissent pas de manière identique. L'enfant, une fois devenu adulte, sera appelé, tout au cours de sa vie, à entrer en contact avec des personnes qui lui ressemblent ou qui diffèrent de lui. Celles qui se rapprochent de lui ont son profil, celles qui perçoivent le monde autrement possèdent son profil complémentaire. Durant le processus de maturation, les parents, par leur comportement, enseigneront à l'enfant à se servir des deux types de préhension du monde extérieur. Celui-ci pourra, dans les situations délicates, agir selon le mode qui convient le mieux. Par ce moyen, ce ne sont plus les événements qui domineront l'individu, mais le contraire. Agir de son plein gré, librement, élimine les tensions non constructives, active la confiance en soi et rend compte de l'autonomie de l'individu.

Les « structures mentales logiques »

Un dernier moyen dont les parents peuvent se servir dans le but de rendre leur enfant plus autonome est le développement de « structures mentales logiques ». J'explique ce que j'entends par ce syntagme. À tout propos, l'individu associe dans son cerveau, dans un déroulement logique, un ensemble d'éléments qui assurent la réception, la transmission et l'émission des signaux sensoriels. Cette chaîne de gestes à accomplir, d'échanges verbaux à établir, permet à l'être humain d'entrer en contact avec autrui, ou encore d'élaborer un plan d'action personnel.

Mais comment vérifier si ce processus mental est bien articulé? Comment faire progresser l'enfant dans ce domaine?

À chaque objectif visé, et ils sont nombreux à se présenter à l'esprit d'une personne au cours d'une journée, correspond une démarche mentale ordinairement conforme à la poursuite du but visé. Il est évident que pour parvenir à des fins concrètes et simples le cheminement mental à effectuer n'est pas compliqué du tout. Par exemple, quand je demande à mon neveu de me rendre service, il se doute bien que je le mettrai à contribution pour aller me faire une course. Par le passé, c'est le genre de requête que je lui ai toujours faite. Mais cette fois-ci, je le préviens que je désire qu'il aille au centre ville, chez Eaton, m'acheter le dernier disque de Gilles Vigneault. Spontanément, il répond: « Quel trajet me faut-il prendre pour me rendre chez Eaton? À quel étage est le rayon des disques? Combien coûte l'achat en question? » Mon neveu est débrouillard et autonome. Il me suffit de lui décrire le trajet, de lui indiquer l'étage auquel il doit se rendre, de lui donner l'argent. Je suis certaine que le travail sera bien fait. Dans sa tête, il a enregistré tous les éléments nécessaires à la poursuite de l'objectif.

La plupart des enfants d'une dizaine d'années peuvent comme lui réussir dans ce type de démarche concrète. Mais d'autres, plus nerveux, ne parviendront pas malgré leur bonne volonté à poser les gestes requis. Ils oublieront le titre du disque, le nom du magasin, que sais-je encore. Je devrai trouver des mécanismes pour pallier ces défectuosités.

Certains enfants accomplissent des démarches concrètes, tel mettre le couvert lors du repas. Ils font la besogne de manière plus que convenable. Mais n'allez pas leur demander comment ils ont procédé. Ils constatent que le but est atteint, mais la vérification des diverses étapes ne se verbalise pas. Et pourtant, l'action proposée est concrète et en accord avec les capacités propres à leur âge.

Imaginez ce qui se produit quand de tels enfants sont mesurés à des démarches d'allure plus abstraite! Au fur et à mesure que s'ajoute la notion de complexité, l'évaluation de la réussite ou de l'échec de la tâche devient de plus en plus pénible. Il est difficile, dans le cas d'un échec, de cerner l'endroit précis où la machine s'est détraquée, où les engrenages se sont mêlés. Si le tout a été couronné de succès, l'enfant ne peut refaire mentalement le cheminement qui a abouti à un semblable résultat. À ce moment, il faut déduire que le travail a été fait suivant un processus intuitif, mécanique ou imitatif, plutôt que d'être structuré de manière consciente et intégrée.

Il est essentiel tout de même que l'enfant en arrive à pouvoir reproduire mentalement les diverses séquences ou étapes qui l'ont conduit à la récompense de l'effort dans tel champ d'activités. Autrement, comment pourra-t-il s'auto-évaluer? Dans quelques années, les exigences de la vie l'obligeront à pénétrer toujours davantage le monde des abstractions. Que font le thérapeute et les parents? Le premier coup de barre à donner est d'amener l'enfant à s'exprimer sur le « comment il a procédé pour réussir telle chose ».

Si nous sommes en face d'un enfant qui se replie sur lui-même, évite l'effort de la communication verbale, le docteur Lafontaine suggère un petit truc facile. La mère, puisque c'est elle qui passe la majeure partie de la journée en compagnie de l'enfant, décrit, autant que faire se peut, les objets qu'elle manipule ou qu'elle invite le petit à toucher. Elle l'encourage à répéter le nom correspondant à l'objet. L'enfant visuel répond bien à ce procédé. Imitateur, il a tendance à suivre ses parents dans l'accomplissement de leurs divers travaux. Il s'essaie à collaborer avec eux, trouvant plus de satisfaction à employer son temps à une œuvre utilitaire qu'à jouer.

Plus âgé, le jeune visuel tond volontiers la pelouse ou prépare à la cuisine le repas du soir. Il préfère ces activités à une bonne partie de Monopoly, par exemple. C'est normal. Le visuel, comme on l'a dit antérieurement, se perçoit d'abord en fonction d'autrui. Il est évident que s'il prépare un menu de son cru et que si chacun des membres de la famille lui signifie l'excellence de ses mets, il se sentira grandi et valorisé par l'expérience. D'ailleurs, à chaque fois qu'en entrevue le docteur Lafontaine demande à une mère visuelle ce qu'elle attend de son entourage lorsqu'elle sert un gâteau de sa confection, la réaction ne tarde pas à venir. D'abord, le mari déclare tout de go: « Il faut que je lui dise que son gâteau est bon, sinon ma femme peut décider de nous en priver pour un mois. » Ensuite, l'épouse renchérit: « Mais voyons. C'est normal que mon mari me donne son appréciation. J'ai besoin de savoir ce qu'il en pense. » En effet, la mère visuelle s'attend que sa famille lui fasse ce genre de commentaires, tandis que la mère auditive passe outre. Le gâteau, dans son esprit, rejoint les centaines d'autres qu'elle a cuisinés dans le passé; puisqu'on le mange, elle en déduit qu'il est bon comme à l'accoutumée. Dans la pensée du cordon-bleu visuel, c'est le gâteau du jour...

Par contre, si l'enfant parle aisément, les parents lui proposeront de raconter toutes les étapes qui l'ont amené à réaliser telle chose. La chaîne des gestes posés doit être en relation avec le vécu du petit. Par exemple, les parents lui demandent comment il a procédé pour se vêtir aujourd'hui. Il n'est pas rare que l'enfant dise qu'il a passé son pantalon avant d'être allé le cueillir dans le placard. Dans sa reconstitution des chaînons, il oublie de mentionner qu'il a enlevé son pyjama. Son chandail est déjà passé par-dessus sa tête, mais il ne sait pas s'il est à l'endroit ou à l'envers, ou encore il ne peut affirmer à quel signe il reconnaît le devant de celui-ci. Dans le concret, l'enfant sait très bien comment s'habiller. La preuve: quand il se présente au petit déjeuner, il est mis correctement. Mais cet ensemble d'éléments n'a aucune référence dans son esprit. Les parents constatent que le travail accompli relève de gestes automatiques. Le gamin n'a aucune conscience des diverses manipulations qui l'ont conduit à une tenue vestimentaire convenable.

Pourquoi Éric est agressif?

L'extrait d'entrevue qui suit éclaire davantage sur la nécessité de cultiver la reconstitution mentale des événements. Éric est un bonhomme de sept ans, actuellement élève de deuxième année au cours élémentaire. L'enfant n'est pas sûr de lui. Le docteur Lafontaine le fait verbaliser. Remettons-nous-en au dialogue qui se déroule lors de la rencontre. Il porte sur divers aspects du vécu de ce jeune visuel. Aux dires des parents, l'enfant qui n'avait pas l'habitude de se livrer commence à le faire. « Mais ça sort de manière agressive », notent les parents.

Dr Lafontaine: Éric, ne crois-tu pas que ça va mieux quand tu es capable de verbaliser tes ennuis? Ça va bien à l'école?

Père: Éric, t'as apporté ton bulletin? Montre-lui ton bulletin.

Éric: C'est plein d'erreurs. Je ne veux pas le montrer.

(Le docteur Lafontaine regarde quand même le bulletin)

Dr Lafontaine: Bien oui, c'est bon.

Mère: Au point de vue scolaire, Éric donne un bon rendement...

Père: Par contre, la maîtresse a remarqué quelque chose.

Éric: Dis-le pas, papa...

Dr Lafontaine: Pourquoi?

Éric: Je ne veux pas.

Dr Lafontaine: Tu viens ici pour qu'on t'aide. Tu penses toujours que tu n'es pas bon. Tes bons côtés, tu ne les vois même pas.

Père: La maîtresse dit qu'il essaie de tout faire tout seul.

Dr Lafontaine: C'est ce qu'on appelle être autonome. Éric, veux-tu me dire en quoi tu es bon? Il faut que tu fasses l'équilibre parce que tu vas toujours te sentir mal.

Éric: En mathématiques, je suis moins bon que l'an passé; en français, meilleur que l'an passé.

Dr Lafontaine: En quoi à part ça, es-tu bon?

Éric: N'importe où, au hockey, à la raquette, sauf que je n'ai pas de raquette.

Dr Lafontaine: Tu peux en faire plus. Où encore?

Éric: Ben, je m'en rappelle plus.

Dr Lafontaine: Il faut que tu t'en rappelles pour savoir que tu es bon. À la maison, aides-tu tes parents?

Éric: Je cherche une boîte de pois pour maman... je m'occupe de la neige...

Dr Lafontaine: Comment tu t'y prends pour la neige?

Éric: Il y a un tas. Je vais dans le fond. Mon crâne est trop plein. En pelletant, ma colère s'en va. Tout s'envole.

Dr Lafontaine: Tu l'as l'affaire. En pelletant, tu n'ennuies pas les autres et ça te décharge. Comment tu sais que tu es bon en math?

Éric: Par les remarques dans mon cahier. Il n'y a que de petites erreurs.

Dr Lafontaine: Il faut que tu trouves un autre moyen. Comment tu sais que 12 − 6 = 6?

Éric: C'est une question dure à trouver.

Dr Lafontaine: Que va-t-il falloir que tu fasses pour te retrouver? Veux-tu du papier et un crayon?

(L'enfant s'installe, écrit 12 − 6 = ? et dit en se parlant à lui-même)

Éric: Après tu cherches les bâtons.

Dr Lafontaine: Fais-les tes bâtons.

(L'enfant trace 12 bâtonnets mais il en barre plus de 6)

Dr Lafontaine: Tu en as barré plus de 6. Regarde-les bien tes bâtons. Tu en barres 6, il t'en reste combien?

Éric: Il en reste 6 et j'ai marqué 10.

Dr Lafontaine: Comment fais-tu pour être sûr de ta réponse? Il faut que dans ta tête tu vois tes bâtons... ou prends tes doigts.

Éric: J'en ai 10.
Dr Lafontaine: Ajoutes-y des bâtons.
Éric: Ça veut dire que j'ai marqué n'importe quoi?
Dr Lafontaine: Ça veut dire que tu n'as pas pensé à tes bâtons. Un autre problème 12 − 4 = ?

(L'enfant se sert des mêmes bâtons que pour le problème précédent. Le docteur Lafontaine lui dit de refaire 12 bâtons.)

Dr Lafontaine: Tu es sûr que c'est 8 la réponse? Pourquoi?
Éric: Parce que…
Dr Lafontaine: Parce que tu as compté les barres, et il en reste 8. Autre problème: 10 − 5 = ?
Père: (s'adressant en anglais) We want to go fast.
Dr Lafontaine: Fais-moi le problème durant que ton père parle.
Éric: Je le sais, il en reste 5.
Dr Lafontaine: Prouve-le moi.
Éric: J'ai 10 doigts et j'en enlève 5.
Dr Lafontaine: Autrement si tu ne trouves pas un moyen concret de savoir que tu as la bonne réponse, tu vas mettre n'importe quoi et tu vas regarder le professeur et devenir nerveux. Par exemple, si je te dis que 11 − 5 = 3 et que tu t'obstines et que tu me prouves par tes doigts ou les bâtons que ça fait 6, je serai obligé d'admettre que tu as raison. Tu ne te laisseras plus influencer par moi qui ai l'air de connaître la bonne réponse. Prenons autre chose: le français.

(L'enfant va chercher un livre qu'il a apporté.)

Éric: Je ne sais pas le titre.
Dr Lafontaine: Lis fort.
Éric: Je sais pas lire fort… lire devant tout le monde.
Dr Lafontaine: Tu n'es pas à l'école ici, fais-le tout seul.

Éric: Je veux aller chercher un autre livre *Mille et un petits lapins* (et l'enfant lit).

Dr Lafontaine: Non, épelle-le: *Mille et un petits lapins*. Un gars comme toi qui ne veux pas s'entendre. Tu es rendu en quelle année?

Éric: En deuxième.

Dr Lafontaine: Épelle « lapin ».

Éric: La-peu-in *(méthode phonétique Le Sablier)*

Père: Tiens, il y a une phrase, lis-la.

Éric: Je vais me tromper.

Dr Lafontaine: Pourquoi tu dis que tu vas te tromper. Avec les notes que tu as à l'école, pourquoi pars-tu avec l'idée que tu vas te tromper?
(L'enfant lit)

Dr. Lafontaine: De plus en plus les parents ont recours à des professeurs particuliers quand leur enfant bloque à l'école. Il ne s'agit pas de contraindre l'enfant à fonctionner avec une méthode si, au départ, elle lui pose des problèmes. Moi, ça ne me fait rien de passer par la porte d'en avant ou la porte d'en arrière à condition que j'arrive à débloquer l'enfant. Dans un premier temps, on prend la méthode où l'enfant se retrouve le mieux et ensuite, on transpose. Naturellement, l'enfant continue de fonctionner à l'école selon la méthode indiquée. À la maison et avec le professeur particulier, il se sert de ce qui lui convient le mieux. De plus en plus, les autorités scolaires, à condition que la situation leur soit expliquée, c'est-à-dire qu'elles soient au courant que l'enfant est suivi ici dans le but de remédier à ses difficultés, consentent à travailler avec les parents et le troisième intervenant que j'incarne. Il ne faut pas être rigide sur la méthode. C'est un moyen pour amener l'enfant à la connaissance d'une matière.Là où on doit faire montre de fermeté, c'est sur les principes.

(À propos de la manière de se vêtir)

Dr Lafontaine: Le matin, tu t'habilles seul?
Éric: C'est facile.
Dr Lafontaine: Comment procèdes-tu?
Éric: Je me lève. Je déjeune et je m'habille. Je prends mon caleçon dans mes mains, je le rentre.
Dr Lafontaine: Tu n'as pas enlevé ton pyjama.
Éric: Je l'enlève.
Dr Lafontaine: Tu le mets où? Sur le lit? Dans le tiroir?
Éric: Sur le lit. Après je mets ma camisole, mes bas, mon chandail.
Dr Lafontaine: Comment mets-tu ton chandail? Comment sais-tu qu'il est à l'endroit?
Éric: Parce qu'il a été placé à l'endroit sur le lit. Je mets l'étiquette dans le dos.
Dr Lafontaine: Quel bras enfiles-tu en premier?
Éric: Les deux en même temps.
Dr Lafontaine: Enlève ton chandail.
Éric: Je suis devant tout le monde. C'est non.
Dr Lafontaine: Enlève ta botte alors. Comment sais-tu que c'est le bon pied?

(L'enfant enlève la botte, la remet et il dit que quand il se sent mal, c'est parce que la botte est du mauvais pied.)

Éric: Je les place du bon bord à l'école, dans ma case.
Dr Lafontaine: Il y a un autre moyen.
Éric: Lequel.
Dr Lafontaine: Il y a une courbe. Elle n'est pas la même dans les deux bottes. Cela indique laquelle correspond au bon pied. Tes culottes? De quelle façon les passes-tu?
Éric: Il faut que le fermoir éclair soit à l'avant et les poches à l'arrière.

Dr Lafontaine: Éric, il faut que tu saches comment tu te retrouves par toi-même. Même quand tu fais quelque chose de bien tu n'es pas sûr. Tu attends qu'on te le dise. Exemple: 12 barres, tu en enlèves 6, il en reste 6 et non 10. Il faut que tu prouves à la maîtresse que c'est la bonne réponse.

(À propos du déblayage de la neige)

Dr Lafontaine: Tu pellettes la neige? Comment procèdes-tu?

Éric: Je vais chercher la gratte.

Dr Lafontaine: N'importe où?

Éric: À une place particulière.

Dr Lafontaine: Fais-moi un dessin parce que je ne connais pas ta cour.

Père: Il a fait un plan de la maison.

Tableau VI Plan de la maison

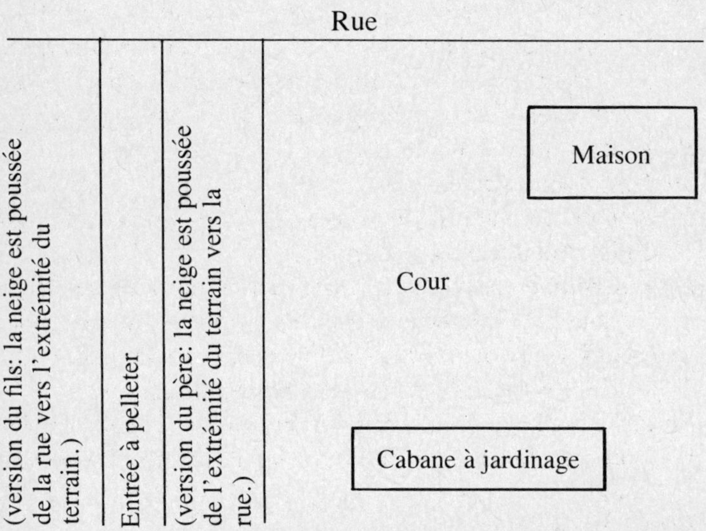

Le dessin de l'enfant ne correspond pas à la façon dont il se débarrasse de la neige. Il indique un mouvement de pelle de la rue vers la cour alors que dans la réalité il y a un mouvement inverse confirmé par le père. L'entrevue se poursuit.

Dr Lafontaine: Éric ne se sert pas de ses yeux. Plus ils sont craintifs, les enfants, moins ils utilisent leur sens. Éric, fais bouger tes doigts... les sens-tu bouger?... un par un. À mesure que tu vas sentir tes doigts, tu n'auras plus besoin de compter sur eux pour tes mathématiques. Tes résultats, c'est du par cœur.

(À propos de faits divers à la maison, à l'école)

Dr Lafontaine: Qu'est-ce qu'il fait quand il revient de l'école?

Père: Il a l'air d'un gars qui a bûché deux cordes de bois.

Mère: Il se fâche et s'en prend à sa pelle.

Dr Lafontaine: J'aime mieux ça de même. Il m'a donné un raisonnement très logique tantôt. Il a dit: « Quand j'ai la tête trop remplie, je vais me défouler sur la pelle. » C'est mieux de se défouler sur les choses que sur les individus. Comment organise-t-il ses fins de semaine?

Père: Il regarde la T.V.

Dr Lafontaine: Ça le détend?

Père: Oui. Le karaté que vous nous aviez proposé la dernière fois, ça pas marché.

Dr Lafontaine: Je voudrais vous parler de quelque chose d'autre. Éric a besoin d'un programme. Je suis d'accord avec vous, il faut que vous soyez structuré et que vous l'aidiez en ce sens. Il a besoin de cadres.

Père: Le hockey, on en a fait durant trois ans et cette année, on n'en fait pas. Il faut qu'il s'habille et se déshabille seul.

Éric: Je peux le faire.

Père: Prouve-le, Éric.

Dr Lafontaine: C'est la même chose que pour tes problèmes de tout à l'heure. Il fallait que tu prouves sur papier que tu avais la bonne réponse. Il faut que tu t'habitues à voir les choses dans ta tête.

Éric: Je vois rien que du blanc dans ma tête. En lecture, je devrais avoir A.

Dr Lafontaine: Tu es tellement sensible que si je change la couleur du papier, tu deviens tout mêlé. Si tu cherches un mot dans le dictionnaire et que la maîtresse te dise que ce n'est pas bon, qu'est-ce que tu vas faire?

Éric: Je prends mon dictionnaire et je vais montrer le mot à la maîtresse.

Dr Lafontaine: Ton dictionnaire et ton livre de lecture, c'est pareil, rappelle-toi-s'en. Ils te servent à prouver ton point de vue.

Éric: J'y demande rien à la maîtresse. Je prends mon livre, je l'enregistre dans mon cerveau...

Le dialogue qu'entretient le docteur Lafontaine avec Éric démontre qu'à partir d'événements qui concernent le quotidien de l'enfant, il est possible de dépister pourquoi le petit s'agite, bloque et finalement passe à des actes d'agressivité. Le docteur Lafontaine, en s'impliquant lui-même, indique à l'enfant pourquoi il réagit ainsi et lui enseigne les moyens d'en arriver à être conscient de sa condition, pour ensuite atteindre une certaine autonomie. D'une part, Éric apprend à se retrouver par lui-même en cherchant un appui sur des preuves tangibles, immuables (le dictionnaire, par exemple), plutôt que sur l'air que les personnes qui s'occupent de lui affichent. Un air, cela se modifie à vue d'œil. Faites-en l'expérience avec votre enfant. Changez votre air et le petit est désorganisé. D'autre part, il doit savoir que l'aspect songeur ou colérique d'un individu peut n'avoir aucun rapport avec lui. D'autres préoccupations occasionnent une attitude sérieuse ou fâchée. Enfin, l'enfant est appelé à se rendre compte comment il procède quand il agit. C'est une des manières d'acquérir une pensée structurée capable d'évolution. Lors du questionnaire auquel est soumis l'enfant, il appert que souvent, en examinant les réponses, il y a un fossé entre la réalité et le concept.

Le monde de l'abstraction

Un thème revient constamment lors des entrevues quand le docteur Lafontaine désire vérifier le degré de reconstitution mentale auquel l'enfant peut parvenir à partir d'une tâche qu'il sait faire dans le concret et à laquelle il peut parvenir. Il demande à l'enfant comment il s'y prend pour dresser le couvert. Posez la question à votre propre enfant. C'est simple de mettre la table, mais vous verrez que souvent l'enfant raconte de façon bizarre sa façon de procéder, même s'il est préposé à ce travail chaque jour. Il oublie de libérer la table, y dépose les assiettes avant d'avoir installé la nappe. Il cueille les ustensiles dans un tiroir situé dans un endroit tout à fait imaginaire. Il faut que l'interlocuteur, qui ne connaît rien du décor, puisse visualiser sans erreur le schéma de la cuisine. Cela semble relativement facile. Cependant, après tout ce que j'ai entendu à la clinique, je suis persuadée que très peu de petits peuvent mentalement décrire ce qu'ils font très bien dans la réalité.

Il n'est pas malin de prouver la nécessité d'une telle intervention auprès de l'enfant, surtout auprès de celui qui présente des difficultés. Dès l'âge de six ans, l'enfant doit transposer sa logique concrète, palpable dans des applications moins évidentes.

En effet, très tôt, il est initié au monde des signes.

Pure convention, les signes existent en autant qu'ils sont la représentation abstraite de la réalité. Cependant, la relation entre la chaise, objet visuel formé de pattes, d'un siège et d'un dossier que l'enfant utilise tous les jours, et le signe « chaise » rencontré dans son livre de lecture, ne va pas de soi. L'écolier est obligé d'établir cette relation en plus d'avoir à maîtriser chacun des signes individuellement, tels les C, H, A, I, S, et E qui forment le mot en question. Cet exercice mental est extrêmement compliqué et il semble, à prime abord, miraculeux que l'esprit humain l'exécute avec autant d'aisance.

Le même phénomène existe dans le calcul. Les chiffres de zéro à neuf se combinent à l'infini pour traduire des réalités multiples. Là aussi, l'enfant apprend à traduire dans sa tête que les deux pommes contenues dans sa boîte à lunch ajoutées aux deux autres apportées par son copain forment un ensemble de quatre pommes. Spontanément, l'enfant est porté à fonctionner dans l'immédiat, c'est-à-dire à s'intéresser à la réalité « pomme » au moment où il a envie de mordre dans le fruit. Si plus tard, au cours de la journée, le même désir se manifeste, sur-le-champ il le satisfait. Cependant, l'opération d'additionner la pomme avalée le matin et celle qu'il a croquée l'après-midi ne lui vient pas naturellement. Il lui faut effectuer une démarche mentale. C'est une façon primitive d'envahir le monde de l'abstraction.

Durant sa formation académique, puis durant le cours de sa vie, l'individu est soumis aux lois de la réalité abstraite. Certains, tels les savants, jouent avec des concepts incompréhensibles pour le commun des mortels. La plupart d'entre nous manœuvrent les entités abstraites selon les obligations qui nous incombent respectivement dans l'accomplissement de notre quotidien.

Parler avec l'enfant, une pratique courante

Pour nous, parents, parler avec nos enfants devrait être une pratique courante. Certains le font de façon intuitive, d'autres ne s'y adonnent qu'en temps de crise. Ces derniers ignorent, de ce fait, l'aspect utile, mais aussi agréable d'échanges soutenus.

Comme je l'ai mentionné déjà, la société actuelle favorise la communication verbale. Autrefois, les interactions de toute nature étaient limitées et la verbalisation semblait un mode secondaire d'expression. Chacun vaquait à ses affaires sans trop se préoccuper de décrire verbalement ce qu'il faisait. De nos jours, l'aspect communication est mis de l'avant. Même au niveau du gouvernement, on parle volontiers de transparence. Les débats de l'Assemblée nationale sont télévisés depuis quelque temps. Les Livres blancs sont diffusés dans la population afin que cette dernière soit informée et puisse donner son opinion sur le sujet au moyen de mémoires, de représentations à Québec, etc. Le feed-back ainsi obtenu permet aux autorités d'apporter les correctifs nécessaires. À un autre palier, les divers intervenants dans le monde de l'éducation se rencontrent et s'initient les uns les autres à leur réalité respective. Les parents, qu'ils soient invités ou non, expriment leur volonté de pénétrer davantage le domaine de l'éducation afin de donner leur point de vue sur la chose scolaire. Au sein de la famille, le mode verbal tend à prendre de l'ampleur. Chaque membre évolue dans des champs d'activités différents et parfois les diverses composantes d'une famille vivent dans des villes éloignées. On aime à garder le contact entre soi et être renseigné sur ce que l'autre fait. La nouvelle publicité lance des slogans du type « On est six millions, faut s'parler. » Il n'y a aucun doute, la société actuelle mise beaucoup sur les échanges verbaux.

Les adolescents, à leur manière, sentent la nécessité

de communiquer avec leurs pairs. Parce qu'ils avaient besoin d'aller plus profondément pour établir le contact avec autrui, ils ont inventé la « réforme sexuelle ». « Nous sommes loin de la communication verbale », me direz-vous. C'est vrai. Mais que pouvaient-ils faire d'autre, l'initiation à la parole leur semblant brusquée dans ce monde, à leur avis, déshumanisé. Ils ont décidé d'évoluer en se familiarisant avec leurs corps. « Le langage du corps. » Pénétrer l'humain pour ensuite pénétrer l'esprit. Cette formule, d'après divers témoignages, n'aurait pas apporté la réponse à leurs problèmes. Peut-être ont-ils oublié, parce qu'ils ont voulu aller trop vite, que l'être humain, à cause de sa possibilité exceptionnelle de manipuler des concepts, ne peut réussir à vraiment rejoindre autrui qu'en instaurant au départ un échange verbal. La manifestation sexuelle viendrait après. « Quand tout a été dit, quand les mots n'ont pas encore été inventés pour poursuivre l'extension de son « moi » à l'autre, c'est alors que l'acte d'amour arrive, comme l'apothéose. » Cette réflexion profonde sur le sens de l'amour vient de Béatrice Lessoil, adjointe au docteur Lafontaine. Simone Weil, pour sa part, définit l'amour de cette manière: « L'amour n'est pas un état d'âme, c'est une orientation de l'âme. »

De toute manière, tous les membres de la société ne peuvent pas ou ne veulent pas communiquer uniquement au moyen du mode sexuel. Je ne parle pas de la conception traditionnelle du terme qui se limite à la génitalité. J'étends le concept à toutes les dimensions sensitives de l'être.

Dans cet univers complexe, les parents veulent que leurs enfants aient le plus de chances possibles de réussir dans la vie. Pour ce faire, ils les soumettent à diverses expériences dont la plus répandue et la plus significative est la fréquentation scolaire.

Dans un milieu étranger, l'enfant, en principe, apprend

des notions susceptibles de l'enrichir, de le développer plus qu'en son milieu familial. Je parle de notions relatives à l'acquisition de matières scolaires. Cependant, un certain nombre d'enfants s'adaptent peu ou pas aux exigences de l'école telle que nous la connaissons. Compter, lire, écrire deviennent des entreprises négatives. Les spécialistes discutent sur le taux élevé d'élèves dyslexiques. Une émission de télévision qui réunissait à l'automne 1977 des autorités en la matière fait réfléchir. Selon les personnes interrogées, il y aurait ici, au Québec, une proportion effarante d'enfants incapables de maîtriser les matières académiques. Et cette proportion va toujours grandissant. Est-ce possible que tous ces petits Québécois souffrent de ce mal? Rassurons-nous. En France, pays reconnu pour sa culture, le même phénomène est observé. La question qu'il faut se poser n'est pas: « Comment endiguer ce phénomène? », mais plutôt: « Sur quoi se base-t-on pour lancer une telle assertion? » Enfin, puisque ce n'est pas à l'intérieur de ce livre que le problème doit se régler, je reviens à ce qui nous intéresse.

Mon enfant sera autonome

Ce chapitre tire à sa fin. Nous avons maintenant une meilleure idée des outils mis à notre disposition afin d'accroître l'autonomie de nos enfants. Nous savons que, de manière générale, les parents s'entendent sur les principes de base, à savoir: éduquer leur progéniture afin de la rendre à l'aise et équilibrée dans un monde de plus en plus complexe. Dans l'ensemble, un consensus ressort. D'abord et avant tout, les parents sont conscients d'être les artisans de la première et de la dernière heure dans le processus délicat de l'épanouissement de leurs enfants. Leur souci commun est que leurs petits soient heureux. L'éducation devrait être perçue comme un moyen d'actualiser leurs forces. Elle est reconnue comme un facteur clé dans l'instauration d'un équilibre entre le stress et la créativité. De plus, les parents favorisent l'unité familiale. Dans leur optique, une ambiance malsaine au foyer entraîne des perturbations chez les jeunes en pleine croissance. Ensuite, ils s'inquiètent des difficultés rencontrées dans l'apprentissage scolaire. Finalement, ils espèrent que leurs enfants puissent vivre aisément et gagner leur vie dans une profession ou un métier convenablement rémunéré.

Cependant, les parents ne s'accordent pas toujours sur la méthode à suivre pour réussir auprès de leurs enfants. C'est à ce stade qu'ils peuvent sentir le besoin d'avoir recours à une aide extérieure compétente.

Ensemble, nous avons passé en revue les différents moyens préconisés par le docteur Lafontaine afin d'établir des relations gratifiantes avec nos enfants pour mieux les comprendre et les guider judicieusement dans leur long cheminement vers l'autonomie.

Nous avons parlé du rôle respectif de chacun des parents. Le père, figure sociologique, représente le dehors. Par lui passe l'autorité. La mère, valeur féminine, incarne la sécurité. Quand la mère demande à son enfant telle chose, elle s'y prend ainsi: « Papa NOUS demande de faire ceci. » Si le travail est raté, elle évite de dire: « Attends que je le dise à ton père ce soir, tu seras puni en conséquence. » Elle raisonne plutôt de cette façon: « Papa n'aimerait pas ça s'il NOUS surprenait en train de faire ceci. » Quand les époux sont seuls, la mère parle librement de ce qui n'a pas marché. Elle peut, à partir de la réalité concrète, émettre l'opinion que les exigences de son conjoint lui semblent mal équilibrées. Cependant, face à l'enfant, elle se solidarise avec lui en employant le NOUS. Vous croyez qu'une telle méthode dévalorise la mère! Pas du tout. Le NOUS marque la double association de la mère à son mari et à l'enfant. Maman s'implique dans la demande et dans la réponse afin que l'activité proposée soit réussie. Que voulez-vous, cette approche paraît désuète. Mais les enfants contemporains ne sont en rien différents de leurs frères des temps passés. Dans leur esprit, quand papa ordonne quelque chose, il est plus sage d'obéir immédiatement. Pour sa part, maman peut répéter dix fois le message avant que le petit n'obtempère.

Ensuite, nous avons cerné le rôle dévolu à chaque parent par rapport à la moitié de leurs enfants dotés du profil correspondant. D'ordinaire, quand les difficultés pointent, les profils entrent en jeu. Le père est plus en mesure d'aider ceux des enfants qui lui ressemblent. Il libère sa femme des exigences éducationnelles pour la moitié des rejetons. La mère s'organise avec les autres. Ainsi, dans leurs relations avec des gens extérieurs au clan familial, les enfants se débrouillent mieux. Ils ont les deux visions en miniature des modes de fonctionnement dans la société. Avertis, ils sont plus aptes à choisir un comportement pertinent. S'ils ont affaire à un visuel, ou encore sont confrontés à une situation qui nécessite une réaction de type visuel, ils sont aguerris et experts dans la stratégie jugée la plus efficace. S'ils font face à un individu ou à un événement qui requiert l'autre attitude, ils sont en mesure de maîtriser l'autre genre de stratégie. La complémentarité, consciemment vécue chez les parents et transmise aux autres membres de la famille, atteint pleinement le but ultime: éduquer les enfants en vue de la meilleure intégration possible, c'est-à-dire les aider à trouver leur équilibre entre les deux profils. Ainsi, ils deviennent par apprentissage des AUDITIFS-VISUELS, ou, si l'on veut, des êtres autonomes capables de manœuvrer dans la diversité.

Puis, notre exploration nous a permis de constater que la valorisation constante de l'enfant par ses parents lors de réussites est primordiale. Ce procédé encourage l'enfant à continuer de développer ses talents en fonction des multiples apprentissages qui lui sont imposés et stimule les parents à investir davantage dans l'éducation de leurs enfants.

Finalement, le souci d'amener l'enfant à former des séquences logiques lorsqu'il narre un événement est ressorti dans toute son efficacité. L'enfant se sent à l'aise dans le monde des abstractions quand il a appris à démêler les situations concrètes.

Il est évident que la mise en pratique de ces divers facteurs, objets de ce que j'ai appelé la mécanique de la théorie, développe la communication parents/enfants. Comment nous, parents, pouvons-nous observer toutes ces prescriptions sans entamer le dialogue avec nos enfants? Bien plus, les parents qui acceptent sérieusement de s'initier à la théorie du docteur Lafontaine deviennent eux-mêmes des communicateurs. Un réseau d'interrelations se tisse entre l'école, la maison et le voisinage, principaux milieux où évolue l'enfant. Les parents établissent des contacts positifs avec les représentants de ces divers milieux afin d'apporter tout le support à leur enfant qui est sur la voie de la maturité.

Les témoignages des parents

Depuis quelque deux ans, j'ai observé des centaines de familles qui semblent évoluer vers une meilleure communication parents/enfants. Chez certaines, la restructuration s'effectue rapidement, après une ou deux rencontres avec les intervenants. Chez d'autres, le chemin à parcourir est plus long. Plusieurs raisons peuvent être à l'origine de cette difficulté à déboucher sur l'instauration d'échanges valorisants entre parents et enfants. Je me contente d'évoquer la principale d'entre elles: le manque de motivation et d'engagement. À coup sûr, l'intelligence des parents ou des enfants n'est pas mise en cause. Qu'on arrête de mesurer le degré d'intelligence de tout le monde avec des paramètres encore boiteux. Cependant, la participation mitigée existe. Souvent, elle provient d'un manque d'information ou d'une information reçue, mais mal décodée. Le docteur Lafontaine affirme:

» Ceux qui ont l'avantage de pouvoir saisir une réalité plus complexe se doivent de la mâcher, c'est-à-dire de la rendre accessible aux autres en la traduisant dans leur vécu propre. Il faut que les plus forts aident les plus faibles. »

Ce livre est un témoignage. Je sais qu'il peut paraître naïf d'apporter comme argument son propre témoignage. Le lecteur a le droit de rejeter en bloc tout ce qui précède justement à cause de ce procédé peu orthodoxe dans un univers rationnel et complice de la scientificité à tout prix. Nonobstant cette réalité, je vous accorde ma confiance et j'attends de vous un mouvement réciproque. Cessons de fonctionner dans un climat de méfiance; cette tournure d'esprit annihile toute velléité d'initiative... Notre histoire est farcie de faits, d'événements, d'hommes qui ont négligé d'accorder leur confiance aux leurs, avec les résultats que nous connaissons... Notre scénario collectif se modifiera en autant que l'esprit de collaboration et de créativité primera en chacun de nous.

Maintenant, il est acquis que l'opérationnalisation de la théorie de la communication proposée par le docteur Lafontaine fonctionne au niveau d'un organisme tel que la famille. À l'avenir, ne devrions-nous pas tenter de transposer à d'autres réalités humaines les préceptes de la théorie? À ce stade de mon évolution, je n'ai qu'une solution pour rendre concret et opérant ce mode d'approche dans des organisations plus vastes et plus complexes. Ma solution, c'est chacun de vous. J'espère que, selon vos aptitudes et votre expérience, vous participerez au prolongement de l'application de la théorie… pour l'évolution de tous.

V

La société: prolongement de la famille

La personnalisation

> « Le cerveau est l'organe de l'attention à la vie. (...) Le cerveau (...) assure à tout instant l'adaptation de l'esprit aux circonstances. (...) Le cerveau est un organe de choix[1]. »

Comment fonctionne cet organe de choix? Aussi surprenant que cela puisse paraître, je suis obligée, au terme de ce livre, de m'aventurer dans les dédales neurologiques afin d'expliquer le phénomène de personnalisation. Tout ce qui précède, les profils, les principes, les moyens, est de l'information pure. J'ai décrit l'essentiel de la théorie de la communication du docteur Lafontaine, mais pour rendre cette information efficiente, il faut que chaque individu soit capable de la transposer dans son vécu propre. C'est ce

1. LANGUIRAND, Jacques, *La voie initiatique,* tiré de *L'Énergie spirituelle* de Henri Bergson, éd. René Ferron, Montréal, 1978, p. 83.

qu'on appelle faire sa synthèse personnelle ou, si l'on veut, faire son intégration personnelle.

Chacun d'entre nous est intéressé à composer au plan individuel avec l'information qu'il accumule. Mais comment s'y prend-on pour y arriver? Au meilleur de ma connaissance, je tente d'expliquer ce qui doit se passer dans le cerveau pour que la personne débouche sur la personnalisation du bagage culturel emmagasiné. Puis après, je vous livre mon expérience propre. Je préfère mentionner dès le départ que cette expérience est conditionnée au contexte politique. Ce débordement dans un tel champ d'activités pourrait choquer certaines gens. Que vient faire la politique dans un livre consacré aux relations parents/enfants? En premier lieu, je crois que tout est politique. Chaque être humain est impliqué dans le processus d'évolution de la société à laquelle il se rattache. Alors cette inclusion de la politique ne me semble pas déplacée. Ensuite, je n'y peux rien, mon vécu depuis deux ans est en relation étroite avec ce contexte. Je rappelle que, si l'on veut être fidèle à la problématique que pose l'interaction des trois niveaux du cerveau, il faut que l'équilibre personnel de tout individu ou de tout couple soit en fonction directe des expériences qu'il a à vivre.

Le cerveau en trois dimensions

Cette mise au point étant faite, abordons l'épineux sujet du fonctionnement du cerveau. L'explication sera peut-être simpliste, mais l'important est qu'elle mène au cœur du problème posé par l'intégration personnelle.

Plusieurs auteurs parlent des diverses strates du cerveau humain. Jacques Languirand, communicateur québécois, propose trois niveaux de fonctionnement de cet organe. Selon lui, l'Univers existe simultanément à trois niveaux: le spirituel ou âme, le psychique ou esprit et le physique ou corps. Comme l'être humain participe à la Conscience universelle, il est normal que son évolution vers une meilleure connaissance de soi se mesure au degré d'évolution des trois paliers du cerveau. En d'autres termes, il faut que l'être humain pousse sa conscientisation concurremment dans les sphères spirituelle, psychique et physique pour qu'une ouverture se produise. L'explication de Jacques Languirand est une tentative de réponse aux questions qu'on peut se poser sur le sens philosophique de la vie. Je ne m'y arrête pas plus longtemps. À cause de l'orientation donnée antérieurement, à savoir comment développer des échanges plus gratifiants entre individus, je préfère m'étendre plus longuement sur l'explication que nous propose un neurologue.

1er niveau: le maintien de la vie

Paul D. Maclean, neurophysiologiste, affirme lui aussi que le système nerveux de l'être humain fonctionne à trois niveaux. Il appelle cet ensemble *The triune brain*[1]. Selon ce savant, il ne fait aucun doute que tout ce qui se rapporte au maintien de la vie relève du cerveau dit primaire. À cause de sa fonction, il est évident qu'il prime sur les autres niveaux du système nerveux. En psychiatrie, l'expression « sécurité de base » me paraît être utilisée pour traduire cette réalité.

---

1. MACLEAN, Paul, D., *The triune brain, emotion, and scientific bias,* in Neuro Sciences, second study program, éd. Francis P. Schmitt, Université Rockefeller, 1970, p. 336-349.

2e niveau: le besoin d'être informé

Dans un deuxième temps se situe le cortex cérébral. En jargon neurologique, on peut dire que le cortex cérébral sert d'agent pour l'accumulation de l'information et le processus d'intellectualisation. Cette strate du cerveau répond à la nécessité de l'instruction, c'est-à-dire au besoin vital d'être informé suivant la société dans laquelle on vit.

3e niveau: l'équilibre humain

Finalement, dans un troisième temps, le système limbique entre en fonction. Grâce à lui, l'information reçue est personnalisée. Dans les mots de tous les jours cela revient à dire que les besoins qui vont au-delà de la survie physique et intellectuelle d'un individu sont différents de ceux de son voisin. Par exemple, si certaines personnes, à cause de leur appartenance à une couche sociale différente et à cause de minces ressources pécuniaires, semblent se satisfaire d'un apprentissage scolaire élémentaire ou d'une nourriture de base, il en va autrement pour d'autres catégories d'individus.

En fait, chaque être, par le biais du système limbique, ajusterait ses besoins de manière à toujours maintenir un équilibre entre son corps et son esprit. Si les rapports entre l'aspect physiologique et l'aspect psychologique ne sont pas respectés, il en découle des malaises qui peuvent aller jusqu'à la somatisation, tels les ulcères d'estomac. L'authenticité et l'unité de la personne humaine dépendent de sa capacité d'intégration personnelle qui est proportionnelle au degré de dépassement des strictes données des niveaux de survivance et d'information promulguées officiellement.

L'enfant et la survivance

Le docteur Lafontaine, spécialiste en neurologie infantile, affirme que chez l'enfant les trois paliers du système nerveux s'organisent de la manière qui suit. En premier lieu, l'enfant tout comme l'adulte n'a pas le choix d'ignorer le niveau primaire. S'il veut survivre, il lui faut s'alimenter, dormir, être vêtu et, en sus de tout cela, être entouré de soins et de sécurité. Il se fie à ses parents.

La personnalité de l'adolescent

Par contre, l'adolescent ne réfère pas constamment à ses parents. Il passe au niveau limbique de personnalisation. Je dirais qu'il personnalise spontanément. Très vite, il constate qu'il est différent de l'autre et, en même temps, il veut découvrir qui est l'autre. Le processus d'échanges naturels qui existe entre les parents et le jeune permet de mesurer instantanément le degré d'intégration de ce dernier lors des diverses interventions des géniteurs. Ce feed-back indique s'il est nécessaire de poursuivre les interventions dans le même sens ou s'il serait préférable de leur donner une autre direction. C'est un atout précieux qui guide les parents à condition qu'ils écoutent et observent.

Toujours avec l'adolescence, l'enfant atteint le niveau de l'assimilation des données. Comme le mode de personnalisation est déjà installé, il peut, avec l'aide de ses parents, organiser l'information transmise de façon qu'elle contribue à mettre en relief sa personnalité. Ainsi se trouve préservée la primauté de l'homme sur l'environnement et non plus l'hypothèse inverse.

L'école en rangs d'oignons

Mais la société paraît nier la fonction du système limbique. Au fur et à mesure que l'enfant est exposé à d'autres milieux que le milieu familial, il adopte le style de l'adulte dans la société dite traditionnelle. Le premier agent de mise en veilleuse de l'intégration personnelle pourrait être l'école. Souvent l'enseignement est dispensé à partir de concepts qui reposent sur le dogmatisme et l'autoritarisme. Une seule voie semble valable. Peu importe qu'elle soit adaptée ou non au mode d'apprentissage de l'élève. Il revient à ce dernier de manœuvrer à l'intérieur de ce champ. On tient peu ou pas compte qu'il y a toujours deux côtés à une médaille, deux facettes à un problème. À la suite de cette recherche sur les profils, je pense qu'il serait souhaitable de mettre à l'épreuve une méthodologie qui permettrait d'ajuster la présentation de la matière scolaire selon un mode binaire. L'auditif et le visuel auront toujours une vision différente du monde. Pourquoi ne pas en tenir compte en pédagogie?

Neutralité des milieux de travail

Le milieu de travail se présente lui aussi comme un milieu neutre. La personnalisation y est peu ou pas tolérée. Que l'on occupe un poste de commande ou que l'on offre ses services aux différents échelons, la préoccupation prévalante est de s'assurer que les programmes élaborés en haut lieu fonctionnent tel que prévu aux autres paliers de l'organisation. Le système interdit souvent de tenir compte de la base. Il n'est pas surprenant que les milieux de travail ressemblent parfois à des ghettos où la créativité et l'échange sont bannis. La contrepartie de ce constat est le désintéressement généralisé du personnel. À l'exception d'une minorité qui se sent gratifiée par l'accomplissement d'un travail motivant, se retrouve une majorité qui remplit les heures afin d'obtenir un salaire au bout de la semaine. Elle se gratifie ailleurs.

Il se produit un autre phénomène qui est aussi en relation avec la neutralité du milieu de travail. L'individu, même si son poste est exaltant, peut se sentir désorganisé, perdu. Il n'est pas rare en un tel cas qu'il se tourne vers des gratifications nommées « primaires ». Dans un monde insécure, les problèmes d'alcoolisme, de tabagisme, de prouesses sexuelles sont monnaie courante. Il semble que ce soient les béquilles recherchées par un certain nombre de gens pour se refaire un équilibre personnel. Équilibre factice, toujours menacé, qui, en bout de piste, ne permet pas à l'individu de triompher de son sentiment d'impuissance. Comment inciter les gens à rechercher une forme durable d'épanouissement de soi? Peut-on apprendre à vieillir harmonieusement? Je crois que l'être humain intégré est celui qui réussit à évoluer en retrouvant une nouvelle formule d'équilibre personnel, peu importent les contraintes imposées par la vie.

Qui changera l'ambiance de l'école ou de l'atelier?

L'enfant à l'école ou l'adulte au travail sont soumis aux mêmes contraintes. Souvent on s'organise pour qu'ils n'interviennent pas dans le déroulement de la programmation. Si, à l'occasion, leur avis est reçu, peut-on affirmer que le professeur ou le patron tente de s'ajuster à la version exprimée par le subordonné? Souvent, la communication se limite à un long monologue et petit à petit l'élève ou l'employé se referme sur lui-même. On lui refuse d'amorcer sa synthèse personnelle. Je pense que c'est toute la société qui est ainsi privée d'un apport précieux, à savoir la participation de tout le monde aux destinées collectives. Prétendre intégrer tous et chacun ne me semble pas un objectif aussi utopique qu'on peut le croire. Se pourrait-il que certains se donnent pour mission de transposer dans cette double réalité de l'école et du travail les principes de correspondance et de complémentarité instaurés au plan de la famille?

Actuellement, il est question d'établir des programmes individualisés d'apprentissage scolaire. On admet que chaque être humain a son propre ordinateur et, par voie de conséquence, que ceux qui éprouvent des difficultés scolaires ne sont pas nécessairement des déficients. Soit, ils n'apprennent pas selon le type traditionnel, mais qu'advient-il lorsqu'on modifie la méthodologie classique? Richard E. Snow et Lee J. Cronback, dans *Aptitudes and instructional methods*[1], étudient la portée d'une méthodologie interactionniste susceptible de circonscrire les problèmes d'apprentissage. Ils émettent l'opinion que, dans un avenir rapproché, l'enseignement sera axé sur la programmation individuelle. L'idée que les milieux de travail évoluent dans le même sens leur semble tout à fait réalisable. Sans vouloir extrapoler, je pense que les individus et les collectivités sont de plus en plus conscients que le phénomène de personnalisation ou, si l'on veut, d'intégration personnelle, est le défi le plus pressant à relever.

1. SNOW, Richard E., & CRONBACK, Lee J., *Aptitudes and instructional methods*, éd. Irvington, New York, 1977.

L'intégration personnelle, comme le nom l'indique, est une responsabilité individuelle qui aura ses répercussions sur le collectif.

Jusqu'à tout récemment, l'avenir pouvait inquiéter quant à l'orientation et au développement harmonieux de la famille. Le destin de la grande famille québécoise pouvait aussi causer un malaise parce qu'à l'intérieur de cette société il était pensable d'appréhender des mésintelligences, des troubles latents. Aujourd'hui, à la suite du modèle proposé par le docteur Lafontaine, il se peut qu'on se sente rassuré aux deux niveaux, convaincu qu'il existe un remède commun aux deux situations.

Le 15 novembre 1976, plusieurs familles d'ici comptent parmi leurs membres un député. Cependant, cette situation nouvelle crée, à prime abord, un bouleversement. Il faut réorganiser la vie familiale. L'emprise de la politique est forte et gruge les contacts entre l'élu et le reste de la famille. Très tôt, il devient nécessaire de se mettre en quête d'une nouvelle formule d'association familiale qui reposerait sur d'autres concepts que ceux qui régissent la famille traditionnelle. Un chercheur, qui a fait un pas de plus que la plupart des individus dans la voie de la communication familiale, suggère à ces familles une solution à leur problème d'adaptation familiale.

Afin de composer avec la réalité nouvelle, il est nécessaire que chacune de ces familles soit sensibilisée au phénomène de la complémentarité. Il n'est pas toujours facile de faire évoluer les mentalités. Mais, si chacun désire que les relations se poursuivent sur la base d'une égalité pleine et entière, il doit être convenu que la nouvelle formule d'entente familiale soit gouvernée selon les principes d'autonomie et d'interdépendance. Chaque partenaire, qu'il soit parent ou enfant, est responsable et doit respecter ses obligations. Ce type de restructuration implique que le jeu de la correspondance et de la complémentarité, telles que définies dans les chapitres précédents, devienne une réalité dans les faits. Personne à l'intérieur de la famille n'a le choix: la nouvelle conjoncture impose que le vécu de tous soit modifié. L'orientation différente doit être acceptée par les esprits qui, au début, peuvent sembler réticents à plonger dans l'inconnu. Chose certaine, chacun des membres du clan familial est obligé de faire preuve de maturité. Le feed-back perçu à travers les événements quotidiens permettra de s'ajuster au fur et à mesure que le degré de conscientisation de chacun s'accentura.

Rien ne doit être ménagé pour venir en aide aux familles apparemment chambardées au même titre que la mienne par la situation nouvelle découlant de l'accession du conjoint à un nouveau rôle dans la société. L'intervention toutefois demande tact et discrétion. D'une part, il est inutile de bousculer les gens quand leur niveau de conscience semble en harmonie avec leur mode de vie. D'autre part, il est vital que soit diffusée une nouvelle approche de la dynamique parentale quand se présentent des êtres dépassés par le changement qu'ils doivent vivre et sur le point de sombrer dans la dépression, l'anxiété ou le désarroi.

En somme, la perception de la situation peut s'exprimer de la manière qui suit: il n'y a pas de différence significative quant aux remous créés, que le père soit politicien, capitaine de bateau, bûcheron ou trappeur. La mère assume son autonomie et agit de telle sorte que son mari sente bien que sa responsabilité familiale demeure, même s'il occupe une fonction envahissante. Là comme ailleurs, les enfants dont le profil correspond à celui du père comptent sur son expérience pour les assister dans leur trajet vers la maturité. « Oui, mais l'absence prolongée du père n'est-elle pas un handicap? » diront certains. Ce facteur n'inquiète pas plus qu'il ne faut puisqu'il est reconnu d'expérience que la communication n'est pas une question de cohabitation permanente.

L'équilibre de l'homme public

Est-il concevable de diffuser les grandes lignes de la théorie du docteur Lafontaine aux hommes politiques? À tout le moins, ce message les changera du quotidien. Pourquoi n'entreraient-ils pas dans le jeu? À ce jour, toutes les personnes qui ont entendu parler des profils ont réagi. Elles ont voulu en connaître davantage. « Les parlementaires n'ont pas de temps à perdre », direz-vous. Soit, mais il est normal qu'eux aussi cherchent une forme d'équilibre.

Il est tout à fait plausible que les politiciens s'intéressent à un modèle nouveau de relations interpersonnelles. Cependant, comme tout le monde, il faut s'attendre à ce qu'ils ne « gobent » pas tout ce qui leur est raconté sans coup férir, sans apporter des objections.

L'obstacle de taille à surmonter si l'on veut leur expliquer les mécanismes de la théorie est le scepticisme. D'ailleurs cette même forme d'opposition se présenterait si la communication sur un tel sujet s'engageait avec des industriels, des scientifiques, des syndicalistes, etc.

Dans ce milieu on paraît être très cartésien. Le positivisme du XIXe siècle possède encore, semble-t-il, une emprise considérable sur ce type d'individus, généralement instruits, et reconnus par la base comme les élites de la société. Selon eux, tout phénomène devrait s'expliquer par la connaissance des faits, de l'expérience scientifique. À certains égards, ce sont des partisans de la raison raisonnante. Et pourtant, la science a tout de même ses limites, comme en témoignent le courant antiscientifique actuel et les études de plus en plus nombreuses sur la méthodologie et l'épistémologie de la connaissance. De plus en plus, il est admis que les recherches fondées sur la technologie de l'ordinateur coûtent cher, sans pour cela épuiser les variables multiples qui concernent l'homme dans sa globalité. On préconise un retour à la conception humaniste. Fait étrange, il semble que divers pays se donnent des chefs d'État qui paraissent appuyer cette thèse. Prenons, entre autres, Giscard d'Estaing, en France, Jimmy Carter, aux États-Unis et, pourquoi par, René Lévesque, au Québec. Se pourrait-il que ces dirigeants soient tous les trois auditifs? À ce stade-ci de l'évolution des sociétés, les populations feraient-elles davantage confiance à des candidats qui affichent plus de respect pour la vision philosophique humaniste?

Le deuxième obstacle auquel on peut se buter dans le dévoilement de l'a b c de la théorie aux leaders politiques tient à la différence des réalités respectives. Si l'environnement familial est familier à tous et chacun, le milieu politique semble bien mystérieux à la plupart des mortels. Malgré toutes les tentatives de se tenir informé, il reste que le « il ne faut pas dire » des hommes publics dénoncé par l'ex-ministre français, Françoise Giroud, dans *La comédie du pouvoir* (1977), est une barrière. Aucune allusion n'est faite ici aux secrets d'État ou aux politiques échafaudées lors des caucus, il est normal que leur contenu demeure confidentiel. Cependant, le citoyen a souvent l'impression que dans la hiérarchie la tête a tendance à fonctionner en vase clos, divulguant des miettes d'informations à la base, mais omettant de lui faire part de ses contraintes quand elle décide telle ou telle chose ou quand elle remet à plus tard l'accomplissement d'un projet.

Enfin, il faut bien dire que les hommes politiques ne sont en rien différents des hommes ordinaires. Eux aussi sont confrontés au problème que pose la personnalisation.

Ils ont à composer avec des situations d'une complexité inouïe. De plus, même à leur niveau, ils n'échappent pas aux diktats de la société qui se fait insistante. Il faut que les élus présentent une image conforme aux stéréotypes. Et souvent ceux-ci tombent dans le panneau. Ils délaissent leur « moi » et essaient par un froid raisonnement de maîtriser tous les éléments du casse-tête politique. Il paraît qu'une part d'impondérable existe à peu près toujours quand on se place à leur niveau d'intervention. En sont-ils conscients? Si oui, se laissent-ils guider par leur intuition et le poids de leur personnalité pour y faire face? De l'extérieur, et peut-être à tort, l'impression est que les gouvernants utilisent d'abondance le principe de concurrence: soit qu'ils cherchent à river son clou à l'adversaire, soit qu'ils s'évertuent à lui damer le pion, soit qu'ils empruntent une stratégie à tel ou tel penseur parce qu'elle a donné tel ou tel résultat dans telle ou telle circonstance. Où se cache leur créativité?

À propos du cumul d'information que tous et chacun leur livrent, serait-il indiscret de savoir de quelle manière et dans quel esprit les élus intègrent ces données? Se sentiraient-ils « trop » informés? Si c'est le cas, il se pourrait que cet état les porte à prendre extérieurement une attitude autocrate qui semble aller à l'encontre de l'idée de démocratie. Heureusement que maintenant on est au courant que la démocratisation des institutions tout comme celle des individus passe par la personnalisation de l'information reçue au niveau du cortex cérébral. L'élévation du niveau de conscience des populations permet une critique plus structurée dont les politiciens doivent tenir compte.

Y aurait-il concordance entre l'option familiale et l'option politique?

Est-il logique d'établir un parallèle entre les principes à organiser sur le plan de la famille et ceux qu'il faut instaurer sur le plan de la politique?

L'expérience démontre qu'au sein de la famille l'indépendance de vie de chacun est fonction des échanges fructueux qu'il a avec les autres membres de la famille. Tout se joue... et se joue positivement s'il est tenu compte d'un savant dosage entre les aspirations légitimes des individus à accéder à une certaine autonomie et les besoins de ces mêmes personnes de s'associer entre elles dans une relation d'interdépendance.

Le cheminement de monsieur René Lévesque, porte-parole d'une grande partie de Québécois, semble suivre une ligne directrice de pensée qui se veut le miroir à peine déformé des principes énoncés et expliqués tout au long de ce livre.

Dans son volume récent *La passion du Québec* (1978), le Premier ministre actuel fait siennes les remarques d'un grand économiste européen, François Perroux. Il dit:

> « Son livre traite de deux notions complémentaires de plus en plus inévitables dans le monde, c'est-à-dire l'indépendance de la nation, comme il dit, et l'interdépendance des nations. On n'en sortira pas. L'évolution s'est faite curieusement...[1] »

Et l'évolution est affaire de mentalités plutôt que de partis politiques. Quand les mentalités sont prêtes, peu importe le parti, l'idée fait son chemin. Françoise Giroud n'est pas dupe de cette réalité.

---

1. LÉVESQUE, René, *La passion du Québec*, extrait paru dans *Le Devoir*, le 18 novembre 1978, p. XXIII.

« Je souscris pour ma part à toute action politique qui se donne pour finalité d'humaniser la vie en commun, mais à la condition qu'on n'aille pas y introduire l'absolu, et confier à un parti le soin de dire le vrai[1]. »

Pour la nation aussi, les dés sont jetés. Les règles du jeu sont connues. Il reste à prouver dans la réalité que le double objectif de la souveraineté chez soi et de l'association avec d'autres partenaires est un tout indissociable. C'est l'effort que la nation s'apprête à fournir pour que le Québec sorte de son infantilisme.

---

1. GIROUD, Françoise, *Ce que je crois,* éd. Grasset, Paris, 1978, p. 93.

Conclusion

Françoise Giroud a-t-elle raison quand elle affirme, dans son dernier livre intitulé *Ce que je crois* (1978), ce qui suit:

> « Et je crois que la foi est une espérance tragique. (...) Ce qui m'intéresse, moi, c'est de savoir si nous réussirons à rétablir des équilibres économiques (...) et, plus prosaïquement encore, si je continuerai à gagner de quoi élever convenablement mes enfants[1]. »

Je respecte le souci de madame Giroud concernant les ressources vitales accessibles à tous. Cependant, mon espérance se situe à un autre niveau. Je crois qu'il est possible d'établir un meilleur équilibre dans le déroulement de nos vies. Je crois qu'il est essentiel de faire la synthèse de ce que nous sommes en tant qu'individus autonomes en constante évolution et en tant que personnes interdépendantes les unes des autres qui forment la société.

Je vous ai livré, selon ma perception personnelle, une des façons d'actualiser les préceptes de la théorie de la

1. GIROUD, Françoise, *Ce que je crois*, éd. Grasset, Paris, 1978, pp. 34 et 49.

communication du docteur Lafontaine. La porte est ouverte. À chacun d'entre vous de continuer à évoluer et à faire évoluer, selon votre rayonnement, les notions reçues en les transposant dans vos milieux de vie et selon votre expérience propre.

Je ne suis ni médecin ni psychologue, encore moins pédagogue ou sociologue. Je me garde d'être influencée par ces disciplines. Cette tentative d'écriture aspire à rejoindre le plus grand nombre possible de parents ou de ceux qui, par leurs fonctions, en sont les substituts. Edward Shorter nous dit dans *Naissance de la famille moderne* (1977), qu'il semble que jusqu'à ce jour, tout ce qui s'est écrit d'une manière dite objective ou qui a été rapporté par l'élite ne rejoindrait que 5 p. cent de la population. En 1966, on parlait de 10 p. cent. Qu'adviendra-t-il cette fois-ci?

Sans rechercher la synthèse personnelle de tous et de chacun, il ne saurait être question de participation. Il reste que l'effort de conscientisation que l'époque moderne nous oblige à faire paraît unique dans l'histoire de l'évolution de l'homme. C'est, en effet, la première fois que nous sommes confrontés à une réalité aussi exigeante tant sur le plan familial que sur le plan social. Pour nous en sortir, un modèle de solution est proposé qui tente d'allier deux concepts en apparence antithétiques, la correspondance et la complémentarité ou, si l'on veut, l'autonomie et l'interdépendance. Cela me semble être un moyen de récupérer la créativité et l'originalité de tout le monde. Tout au long de l'expérience que j'ai vécue, si j'en juge par la capacité des parents rencontrés lors des consultations à prendre en charge l'éducation de leurs enfants, je suis optimiste quant à la possibilité d'atteindre des résultats identiques dans la population en général.

Remerciements

Je désire exprimer ma reconnaissance à tous ceux qui, de près ou de loin, ont permis que ce livre devienne une réalité. Plus particulièrement, je remercie le docteur Raymond Lafontaine et son adjointe, madame Béatrice Lessoil, qui m'ont intégrée à leur équipe à titre de parent. En cours de route, l'expérience s'est avérée tellement fascinante que le parent s'est doublé du communicateur. Ma présence bi-hebdomadaire aux côtés des intervenants a sans doute intrigué plusieurs familles lors des consultations. Je dois ma gratitude à ces centaines de gens qui m'ont fait confiance. À un autre échelon, je veux également souligner aux autorités de Sainte-Justine mon appréciation pour leur hospitalité et l'intérêt manifesté, peu importe si cette recherche ne visait pas un but strictement scientifique. Merci à Marielle et Yves Hétu pour leur aide technique. J'ai parlé de mon travail à des amis, des connaissances, à maintes reprises. Sans toujours en être conscientes, ces personnes m'ont aidée à clarifier ma pensée concernant le sujet à l'étude. Leur participation m'a été précieuse. Enfin, j'ai toujours vifs à la mémoire les sentiments de patience et de compréhension que les membres de ma famille m'ont témoignés durant la concrétisation de cet ouvrage.

Liste des tableaux

Bibliographie

BERNE, Dr Éric, *Que dites-vous après avoir dit bonjour?* éd. Tchou, Paris, 1977.

Bulletin mensuel, Banque Canadienne Nationale, *Le mariage en crise,* vol. 53, n° 10, novembre 1977.

CASTANADA, Carlos, *VOIR. Les enseignements d'un sorcier yaqui,* éd. Gallimard, Paris, 1973.

CHISHOLM, Barbara, *L'année de l'enfance,* in la revue *L'Actualité,* décembre 1978.

CLARK, M. R. MacINTYRE, K. A., *Patient care appraisal as a guide for the design of continuing medical education: 10 years' experience in the Maritime provinces,* in la revue *CMA Journal,* January 21, 1978, vol. 118, pp. 131-137.

Conseil du Statut de la femme, *Les Québécoises: égalité et indépendance,* Rapport sur la condition féminine, éditeur officiel du Québec, Québec, 1978.

COVVEY H.D., McALISTER, N. H., & WIGLE D., *Computer-assisted medicine: the limitations of technology,* in la revue *CMA Journal,* May 20, 1978, vol. 118, pp. 1318-1319.

CRONBACH, Lee J. & SNOW, Richard E., *Aptitudes and Instructional methods,* éd. Irvington, New York, 1977.

CROSBY, Kenneth G., *Essential of active programming,* in la revue *Mental Retardation,* April 1976, pp. 3-9.

DUFRESNE, Jacques, *Les disjoints de la société québécoise,* in le journal *Le Devoir,* samedi 4 novembre 1978, p. 5.

ECHO, Umberto, *L'œuvre ouverte,* éd. Seuil, Paris, 1965.

ENTHOVEN, Alain, *Cutting cost without cutting the quality of care,* in la revue *N.E.J.M.,* vol. 298, n° 22, 1978, pp. 1229-1238.

ERIKSON, Erik H., *Enfance et société,* éd. Delachaux et Niestlé, Paris, 1966.

GARY-BISHOP, Helen, *Le plaisir partagé,* éd. de L'Homme, Montréal, 1977.

GIROUD, Françoise, *Ce que je crois,* éd. Grasset, Paris, 1978.

GIROUD, Françoise, *La comédie du pouvoir,* éd. Fayard, Paris, 1977.

GORDON, Thomas, *Parents efficaces,* éd. du Jour, Montréal, 1977.

Gouvernement du Québec, *L'enseignement primaire et secondaire au Québec,* livre vert, éditeur officiel du Québec, Québec, 1977.

GRAND'MAISON, Jacques, *Une philosophie de la vie quotidienne,* éd. Leméac, Montréal, 1977.

HITE, Shere, *The Hite report,* éd. Dell, New York, 1977.

Info-recherche, n° 28, *L'importance de la recherche sur le style cognitif pour les secteurs de la psychologie, de l'éducation et de l'orientation,* Commission scolaire régionale de Chambly, 1978.

JANOV, Arthur, *Le cri primal,* éd. Flammarion, Paris, 1976.

JAYNES, Julian, *The origin of consciousness in the breakdown of the bicameral mind,* éd. Les presses de l'Université de Toronto, Toronto, 1978.

LAFONTAINE, Dr Raymond, *Les dysfonctions cérébrales mineures chez l'enfant,* in la revue *Le médecin du Québec,* novembre 1975.

LAFONTAINE, Dr Raymond, *Une approche génético-sociale de l'adaptation,* in la revue *L'enfant exceptionnel,* septembre 1976, vol. 12, n° 3, pp. 11-26.

LANGUIRAND, Jacques, *La voie initiatique,* éd. René Ferron, Montréal, 1978.

LESSOIL, Béatrice, *La dimension parentale dans une approche génético-sociale des troubles de communication,* in la revue *L'enfant exceptionnel,* septembre 1976, vol. 12, n° 3, pp. 26-30.

LÉVESQUE, René, *La passion du Québec,* extrait paru dans le journal *Le Devoir,* samedi 18 novembre 1978, p. XXIII.

MACLEAN, Paul D., *The triune brain, emotion, and scientific bias,* in Neuro sciences, Second study program, éd. Francis O. Schmitt, University Rockefeller, New York, 1970, pp. 336-349.

McLUHAN, Marshall, *Message et massage,* éd. HMH Hurtibise, Montréal, 1968.

METZ, Christian, *Le signifiant imaginaire,* éd. 10/18, Paris, 1977.

MEUNIER-TARDIF, G., PLANTE, C., et SENÉCAL-WILSON, S., *Triptyque baroque dans l'œuvre romanesque d'Hubert Aquin,* thèse de maîtrise inédite présentée à l'Université du Québec à Montréal, 1977.

O'NEILL Nena and George, *Le mariage open,* éd. Select, Montréal, 1976.
PEYREFITTE, Alain, *Le mal français,* éd. Plon, Paris, 1976.
POUILLON, Jean, *Temps et roman,* éd. N.R.F., Paris, 1946.
RAYMONDIS, L. M., FLAMAND, A., LAFONTAINE, R., *Notes d'orientation pour la définition de la philosophie, la planification et la programmation d'un centre d'accueil pour enfants handicapés mentaux,* texte inédit, Montréal, 1976.
ROGERS, Carl R., *Réinventer le couple,* éd. Robert Laffont, Paris, 1972.
ROUSSEAU, Jean-Jacques, *Le contrat social,* éd. Garnier, Paris, 1960.
ROUSSEAU, Jean-Jacques, *Émile,* éd. Garnier, Paris, 1960.
SCHWARTZENBERG, Roger-Gérard, *L'État spectacle,* éd. Flammarion, Paris, 1977.
SHEEHY, Gail, *Passages,* éd. Bantam, New York, 1977.
SHOEMAKER, E. F. *Small is beautiful,* éd. Blond & Briggs, Londres, 1973.
SHORTER, Edward, *Naissance de la famille moderne,* éd. Seuil, Paris, 1977.
The Montreal Star, Entrevue accordée par les auteurs du *Mariage open,* Nena et George O'Neill et publiée en pièces détachées, novembre 1977.
WEISS, Helen & Martin, *Home is a learning place,* éd. Little, Brown and Co., Boston, Toronto, 1976.
ZUNIN, Léonard et Nathalie, *Contact,* éd. de L'Homme, Montréal, 1975.

ANNEXE

En prenant connaissance du livre de Ghislaine Meunier-Tardif, il nous a paru intéressant de connaître l'opinion du Dr Raymond Lafontaine, opinion qu'il a livrée dans un texte qui apparaît en annexe.

La principale collaboratrice du Dr Lafontaine, Béatrice Lessoil, nous donne pour sa part un court aperçu de la carrière de l'auteur ainsi que de celle du « maître ».

À ces textes, nous avons cru bon ajouter encore un document où le Dr Lafontaine expose lui-même les fondements de sa théorie.

L'éditeur

J'ai toujours pratiqué la neurologie infantile à l'hôpital Sainte-Justine. Outre cette activité de base, j'ai été consultant auprès d'institutions universitaires. En effet, durant dix ans, j'ai occupé ce poste au Centre d'étude de l'enfant de la faculté de Psychologie à l'Université d'Ottawa. Madame A. Sidlauskas assumait alors la direction de ce centre. Plus tard, monsieur E. Paulhus, directeur du département de psycho-éducation à l'Université de Sherbrooke, m'a demandé de me joindre à son équipe. J'ai accepté sa proposition et l'expérience s'est poursuivie pendant cinq ou six ans. Très tôt, il m'est apparu évident que je ne pouvais pas appliquer toutes les notions qu'on m'avait apprises en médecine et plus précisément en neurologie de la même façon d'un endroit à l'autre. Il m'a donc fallu reprendre la neurologie et la repenser en considérant que les trois centres universitaires auxquels je m'étais associé représentaient autant d'écoles de pensée. Chacune de ces écoles avait raison à sa manière puisque toutes les trois étaient reconnues par notre société, du moins à cette époque.

Confrontés à cette triade d'alternatives, les parents qui recouraient à nos services avaient de la difficulté à s'ajuster. Il n'est pas surprenant qu'ils aient opté pour la formule du magasinage. Quant à nous, professionnels, spécialistes dans un domaine ou dans un autre, nous nous rendions bien compte de l'impasse dans laquelle nous nous trouvions. Il semblait en être de même pour les administrateurs et les gouvernements en place. Ceci est tellement vrai, qu'avec le temps ces derniers se sont sentis obligés de faire des lois pour que soient respectés les droits de l'être humain.

Par ailleurs, il faut bien admettre que dans notre société occidentale et industrialisée, nous demeurons accrochés à des modèles de travail qualifiés comme étant objectifs et neutres, faute de modèles concrets de recherche sur divers types d'interaction. À titre d'exemple, je puise à même l'univers de l'industrie. Un produit au préalable défini comme précis et invariable doit sortir au bout de la ligne de montage.

Et pourtant, la philosophie qui prime actuellement préconise de mettre en place des conditions sociales et de vie qui permettent à chacun de faire valoir son originalité et sa créativité. En d'autres termes, on encourage l'individu à s'actualiser de façon optimale en regard du système écologique dans lequel il est appelé à vivre. De plus, il est démontré que toute institution doit, pour survivre, inventer constamment. Enfin, Piaget nous rappelle qu'éduquer, c'est inventer. Mais il y a une différence entre inventer pour inventer et inventer pour le mieux-être des hommes.

Il est évident que les découvertes pratiques dans le domaine des communications ne sont pas étrangères au constat d'une non-adéquation entre le vécu des gens et la philosophie nouvelle. Les idées circulent plus vite qu'elles ne se concrétisent. Nous sommes tous noyés dans une mer d'informations et personne ne peut être neutre devant ce fait. Personne non plus ne peut s'y soustraire.

Les parents encore moins que les autres. Ils ne savent plus où donner de la tête. Apparemment dépassés par la complexité du monde actuel, ils veulent être rassurés par des gens compétents en matière d'éducation. Les questions que les parents se posent et me posent ont trait à des problèmes qui sont aigus parce qu'ils concernent l'avenir de leurs enfants, de leurs jeunes en pleine croissance et en voie d'intégration à une société pluraliste dont on ne retrouve pas de modèle dans l'histoire de l'homme.

Les enfants, jusqu'à l'âge de douze ans environ, ont une confiance absolue en leurs parents. Cependant en vieillissant, les jeunes deviennent conscients de la complexité de l'être humain qui doit vivre parmi d'autres personnes. Tout en gardant une admiration profonde pour leurs parents, les adolescents se rendent compte que leur mode d'expression n'est pas toujours favorisé dans le milieu familial. Ils ne trouvent pas non plus dans les autres milieux réponses à leurs questions. C'est normal puisque d'un milieu à un autre, d'une famille à une autre, les expériences diffèrent et le vécu emprunte de multiples facettes. Les adolescents n'ont pas le choix. Ils misent sur l'expérience de leurs parents. Mais ces derniers souvent ignorent leurs capacités d'être les meilleurs juges et les agents les mieux quotés dans la solution des problèmes soumis par leurs enfants. Les mêmes mots ne veulent pas dire la même chose d'un individu à un autre, d'un couple à un autre, d'une famille à une autre.

Un autre phénomène frappe l'esprit. Très tôt, les enfants s'identifient à leurs parents. Ce trait apparaît avant qu'ils ne commencent à pouvoir se déplacer et à parler. Ce sont les enfants qui m'ont fait découvrir que la communication non verbale entre les êtres humains est beaucoup plus développée que la forme verbale. Cette forme cependant me semble être la seule qui nous permette à la fois de prendre conscience de la réalité qui nous entoure et de la possibilité de nous affirmer dans un champ d'activité ou dans un autre tout en nous rappelant qu'il existe des modes originaux très variés de fonctionnement qui sont cohérents avec l'ensemble social.

Il n'en demeure pas moins que pour en arriver à respecter l'originalité des parents et de leurs enfants, il est nécessaire de leur faire confiance. Mais l'aspect donné à la communication verbale de nos jours dans une société en quête d'une formule nouvelle n'aide pas. Aussi sommes-nous obligés de nous reporter aux faits de comportement, c'est-à-dire au vécu des gens.

Ghislaine, un parent, tente dans ce livre d'appliquer à sa réalité le fruit des découvertes que l'observation et l'écoute des enfants et de leurs parents ont apporté jusqu'à maintenant. L'être humain étant en constante évolution, la poursuite d'un tel travail ne saurait se faire sans vos commentaires et vos critiques. C'est d'ailleurs la raison pour laquelle j'ai invité Ghislaine à écrire son récit selon son interprétation personnelle.

En terminant, je voudrais signaler que je n'ai pas été seul à me lancer dans ce genre de recherche appliquée. Une équipe inter et intra disciplinaire a participé aux travaux. Il est exact de dire qu'à certains moments de l'évolution du travail, il a fallu rassurer les tenants des diverses écoles dont j'ai parlé plus haut de la pertinence possible d'une telle étude. Quant aux autorités qui mettent de nouvelles structures en place, je reconnais qu'elles sont en voie de se perfectionner pour rejoindre la réalité de l'homme moderne.

Je tiens à remercier ma famille ainsi que tous ceux et celles que j'ai provoqués d'une façon ou d'une autre depuis le début des années 60, c'est-à-dire depuis la gestation du projet de remise en question de la neurologie infantile.

Raymond Lafontaine

Peut-être aimeriez-vous connaître un peu plus l'auteur? Puis-je aussi vous dire un mot du maître?

Qui est l'auteur? En tant que visuelle, je ne peux m'empêcher de vous dépeindre cette personne tant sur le plan physique que psychologique.

Madame Ghislaine Meunier-Tardif est grande, blonde aux yeux d'or qui se teintent de vert à certaines heures. Très féminine, elle se permettra de suivre jusqu'à un certain degré la mode vestimentaire du moment, qu'elle portera avec grâce ayant le physique du mannequin.

Tout en étant inconsciente du charme qui émane d'elle, elle vous conquerra par sa douceur et son respect de l'autre. Elle vous fait sentir l'importance de votre personnalité par rapport à la sienne et surtout si celle-ci est complémentaire, elle sera très heureuse de communiquer afin d'en apprendre davantage.

C'est une dame qui a également le sens de la fidélité tant en amitié qu'en amour. Elle fera tout pour rendre l'autre heureux, au point de s'oublier.

Il lui arrivera de voir les choses en noir, mais la force de sa personnalité est telle qu'avec un peu de dialogue elle réussit à surmonter ses angoisses et même à encourager les autres.

D'une intelligence vive, elle est intéressée par de nombreux sujets, et jamais en sa présence nous n'éprouvons de l'ennui. Parlez-lui de musique, de peinture, de théâtre ou de cinéma et même de bricolage, chaque fois, elle sera captivée et aura une réponse à vous donner.

Enfin, il me reste à dire que Madame Tardif est née à Montréal, un 21 novembre, il y a environ 40 ans.

Après ses études secondaires terminées à Notre-Dame-des-Anges à Ville Saint-Laurent (actuellement cégep Saint-Laurent), elle entreprend le marché du travail en étant propriétaire d'un petit commerce.

Ne se sentant pas la vocation de vendeuse, elle décide de prendre un cours de secrétariat commercial, à la suggestion de ses parents.

Elle voit entre-temps un orienteur qui l'encourage par ces mots: « Je ne vous vois pas autrement et plus qu'une technicienne. » *(sic)*

L'avenir étant vu avec ce genre de lunette rose, elle accepte un emploi de préposée au service à la clientèle de Bell Canada.

Toutefois la compagnie, prévoyant des aptitudes un peu plus grandes, lui offre, le jour de ses fiançailles, de la promouvoir au poste de chef de service.

Très jeune, elle s'embarque les yeux fermés dans l'institution du mariage. Elle se retrouve neuf mois plus tard mère de famille et soutenant toujours son mari à ce moment-là aux études.

Cinq ans s'écoulent. Les études du conjoint étant à peu près terminées, celui-ci l'incite à son tour à reprendre le chemin de l'école.

Chose dite, chose faite. Elle entre à l'Université de Montréal, s'inscrit au bac ès arts et se dirige par la suite en Lettres où elle présente une thèse de maîtrise ayant comme sujet « Hubert Aquin ».

Entre-temps la famille s'agrandit de deux autres garçons et, durant cette période, son conjoint mettait le point final à un doctorat.

En 1976, monsieur Tardif, est sollicité par le Parti québécois pour se présenter comme député de son comté.

Madame, malgré son angoisse, décide avec les enfants, par un conseil de famille, de soutenir la candidature du conjoint.

La suite de cette courte biographie se trouve dans le livre que vous venez de lire et où vous avez accompagné l'auteur à chaque page.

Et maintenant parlons du maître. Loin de moi, l'idée de vous présenter le chef d'une nouvelle secte, mais plutôt le maître philosophe, qui ne nous impose pas ses idées mais guide les nôtres et nous encourage à les poursuivre.

Raymond Lafontaine est né à Montréal le 1er février 1926. Il est l'aîné de cinq enfants, et déjà tout jeune il se sentait responsable de ses frères et sœurs.

Sa vocation pour la médecine date de l'école primaire et il a travaillé dans ce sens tout au long de ses études. Sa passion pour la neurologie se dessine au cours de ses études de médecine et c'est pendant son stage en spécialité qu'il décide de se consacrer à l'enfant. Cependant, à cette époque, la neurologie infantile n'était pas enseignée, l'enfant étant considéré comme un « adulte en miniature ». C'est à force de recherche et de pratique qu'il découvre, en même temps que d'autres, que l'enfant a un système propre à lui et que l'application des méthodes ne peut être la même que pour l'adulte. L'enfant étant un être en devenir, il tentera de cerner chaque étape de son développement et, plus tard, le transposera vis-à-vis des autres.

La dimension humaine étant pour lui primordiale, il

prête une oreille attentive à tous dialogues des parents, que ce soit sous forme d'espoir ou de défaite. Il tente ainsi, peu importe le temps qu'il doit consacrer aux personnes, de répondre aux questions formulées ou non que se posent les parents. Ceux-ci, devant la patience et la bonté qui se dégagent de cet humaniste, se permettent de s'ouvrir et de lui expliquer leurs problèmes.

Toutefois, devant la complexité de certains problèmes, le docteur Lafontaine s'inquiète des réponses à donner aux parents. Cependant, il remarque que bien des gens, tout en étant différents, présentent des problèmes analogues. C'est alors que va commencer pour lui la période de réflexion. De l'enthousiasme de ses découvertes, il passera à l'anxiété du probant de ses réflexions. Par contre, jamais il ne se découragera. Il recommencera le raisonnement autant de fois que nécessaire. Après avoir tenté de décodifier la méthode qu'il commençait à préconiser, il en arrive à pouvoir travailler sur deux sens appelés plus tard les « profils » et me dit un jour: « C'est bien trop simple, jamais les gens ne croiront ça! »

Malgré tout, en l'encourageant et en émettant chacun notre opinion et notre raisonnement, il décide de diffuser cette méthode. Durant tout ce temps, il l'applique au niveau de ses six enfants, de ses frères et sœurs et même de ma famille. Il en arrive ainsi à une certitude: la société se divise en deux profils, autrement dit, un visuel et un auditif.

Indépendamment des embûches rencontrées, jamais l'idée ne lui est venue de lâcher le sujet et jamais il ne lâchera les parents et leurs enfants.

Derrière le médecin et l'humaniste, il y a l'homme. Raymond Lafontaine est de taille moyenne, mince, les yeux brun foncé et très vifs. Mais le regard est très doux.

Ses activités autres que la médecine se traduiront par l'amour de la musique (il a d'ailleurs appris le piano), la peinture, enfin, par toute forme d'art et d'expression. Il a une passion débordante pour la lecture. Il n'est pas nécessaire que ce soit un livre traitant de médecine. Il est au courant autant de la politique que du dernier best-seller paru, que de la dernière forme de philosophie, que du récent traité d'économie ou du dernier sujet d'actualité. Je voudrais ici vous rapporter une anecdote. Un jour, un de ses élèves lui demande une référence d'article. Le docteur Lafontaine répond à son résident: « Je viens justement de trouver ce qu'il vous faut, je l'ai lu et je crois que ceci répondra à votre question. » Le résident reste stupéfait et lui dit alors: « Mais, docteur, vous avez reçu cette revue hier et vous aviez du bureau, quand dormez-vous? »

Il a également un grand sens du devoir et du respect d'autrui. Jamais vous ne l'entendrez poser un jugement sur autrui et jamais il ne critiquera dans un sens négatif. Il a toujours contribué dans la mesure de ses possibilités et de façon bénévole à des entreprises sociales ou à des campagnes de souscription.

Enfin, j'aimerais terminer en vous passant cette réflexion faite par un couple, « ou ce type est génial ou il est illuminé ». Je vous répondrai que, pour ma part, il tient du génie vu que sa théorie, ayant été confrontée un grand nombre de fois depuis plusieurs années, s'avère être une réussite.

« Génial » ou « illuminé », il ne laisse personne indifférent.

Béatrice Lessoil

Les dysfonctions cérébrales mineures chez l'enfant *

par Raymond Lafontaine

Voici un enfant qui présente des signes de dysfonction cérébrale dite « mineure » (voir tableau A) et qui manifeste des difficultés d'adaptation dans son milieu familial, scolaire ou social. Comment interpréter ces difficultés et comment les corriger?

Notre expérience clinique démontre que la clé de l'énigme et du traitement, dans un tel cas, peut être retracée par une étude de la hiérarchie de ses modalités perceptivo-cognitive[1] auxquelles est essentiellement relié le caractère particulier de son fonctionnement mental. Chaque

* Paru dans la revue LE MÉDECIN DU QUÉBEC, en novembre 1975.

1. Le système perceptivo-cognitif étant constitué par la gustation, l'olfaction, le sens tactile, le sens kinesthésique, l'audition et la vision.

nourrisson présente, en effet, dès les premiers mois de la vie, un profil neurologique développemental (ou « profil neuro-sensoriel ») distinct où l'on peut reconnaître la primauté d'une modalité perceptivo-cognitive par rapport aux autres. Or l'interaction de l'environnement et de la maturation des fonctions du système nerveux central donne lieu chez tout enfant à des réactions de comportement dont le caractère et l'ampleur dépendent d'abord de ce profil neuro-sensoriel, c'est-à-dire de son expérience vécue et des ressources et faiblesses de son organisme à un âge donné, mais aussi des profils propres et de l'expérience pratique de chacun des adultes avec lesquels il veut établir la communication et enfin, des exigences des milieux où il est appelé à évoluer. Aussi chaque fois qu'il y aura conflit ou incompatibilité entre le profil de l'enfant et la nature ou la forme des informations qui lui sont présentées, ou des exigences qui lui sont posées, on pourra s'attendre à des réactions de comportement inappropriées qui ne dépendront nullement d'une anomalie organique.

En d'autres termes, l'enfant qui présente des signes de dysfonction cérébrale mineure est un enfant normal, mais dont les ressources aux plans de l'intégration des connaissances et de la communication sont demeurées inexploitées ou inhibées, soit par suite d'une méconnaissance ou d'une incompréhension de la dynamique relationnelle dans son milieu familial, soit par suite de la plus ou moins grande incompatibilité de son « profil » propre avec ceux qui sont généralement admis et valorisés dans la société[2].

Parallèlement à l'inhibition de ses ressources, cet enfant aura très souvent eu à subir l'anxiété et l'incompréhension de ses parents ou d'autres intervenants face à ses

2. Le profil visuel est de loin le mieux admis et le plus valorisé par la tradition occidentale.

faiblesses ou à son hypersensibilité aux stimulations « étrangères », la situation aura été « dramatisée » et il se sera mis à réagir défensivement.

Enfin, il aura pu développer, secondairement à la sous-exploitation de ses possibilités réelles, des symptômes de déficience d'allure organique (qu'on pourra, à l'entrevue, distinguer des signes d'atteinte organique réelle par leur récurrence dans le comportement de l'un des deux parents).

Il s'agira donc dans un premier temps d'identifier le profil neuro-sensoriel de l'enfant, de même que celui de chacun des parents, le milieu familial étant certes celui auquel il est d'abord et davantage sensible. Il faudra ensuite faire prendre conscience aux parents de ce qu'ils sont, face à ses stimulations et des conséquences que cela entraîne sur la relation qu'ils entretiennent avec leur enfant. D'ailleurs, de plus en plus de parents consultent à ce sujet: ils veulent se faire dire ce qu'il faut faire et comment il faut le faire, ce qui n'était peut-être pas le cas il y a une dizaine d'années alors que ce qu'on appelait des « troubles de comportement » était un sujet angoissant et tabou[3]. Enfin, on devra les guider quant à la teneur et à la forme de leurs interventions auprès de l'enfant, aussi bien dans le contexte du cercle familial que dans celui des milieux sociaux extérieurs, en posant comme objectif premier celui d'amener l'enfant à se sentir à l'aise dans son environnement quel qu'il soit.

L'identification des profils neuro-sensoriels

Soumis dès sa naissance à des stimulations auditives et à des stimulations visuelles, le nouveau-né opte presque

3. Bien qu'en général les parents aient senti et composé avec le profil de leur enfant dans les toutes premières années de sa vie.

toujours pour l'une ou l'autre de ces deux modalités comme source privilégiée d'information.

Dans le premier cas il sera particulièrement à l'aise dans le domaine des sons, il manifestera un intérêt pour la voix humaine, le langage verbal, la musique; par contre, il se sentira mal à l'aise devant un visage sévère ou trop sérieux parce qu'il aura du mal à interpréter ce stimulus essentiellement visuel. On dira qu'il présente un profil « auditivo-relationnel ».

Dans le second cas, il se fiera davantage à l'apparence des gens et des choses qu'il peut voir, c'est pourquoi, souvent, il aura peur dans le noir; il pourra aussi être effrayé par le son d'une voix forte et grave, celle de son père, par exemple, parce qu'il ne saura pas interpréter ce stimulus essentiellement auditif. On dira qu'il présente un profil « visuel-objectal ».

Le tableau B illustre quelques équivalents comportementaux de chacun de ces deux profils relativement à des stimulations s'adressant aux divers secteurs du champ perceptuel.

Notons que si l'identification du profil neuro-sensoriel peut être assez simple, chez le jeune enfant, la situation est généralement moins claire chez l'adulte qui, de par son expérience et son contact avec la société, a appris à compenser son hypersensibilité et à intégrer jusqu'à un certain point des traits caractéristiques de profils différents. Il faudra donc, dans bien des cas, procéder chez les parents, à une sorte d'anamnèse et faire appel au souvenir de ce qu'ils étaient à l'âge même de l'enfant en l'ajustant évidemment aux contingences différentes de la société moderne.

Le sens de l'intervention parentale

Fait remarquable, les parents ont toujours des profils complémentaires; la loi du bon sens populaire qui veut que « les contraires s'attirent » semble ici pleinement vérifiée. Il s'avère aussi que la moitié des enfants s'identifie au profil du père et l'autre, au profil de la mère.

Si la communication est plus facile et naturelle avec le parent « correspondant », ce sera le parent « complémentaire » qui apportera la solution constructive pour peu qu'il ajuste sa réponse au profil de l'enfant (profil dont les éléments lui seront révélés précisément par le comportement de son conjoint).

En pratique, face à un problème, chacun des parents exposera à l'enfant la solution qui lui vient naturellement à l'esprit, en prenant soin de bien lui faire comprendre que la différence de leurs opinions ne doit pas être interprétée comme un conflit mais comme une marque de leur complémentarité.

Confronté à ces deux voies de solution, celle du parent semblable qui lui indique comment il peut s'accommoder de la difficulté par des moyens correspondant à ses ressources naturelles et celle du parent différent qui lui indique comment il peut la surmonter par d'autres moyens, l'enfant sera en mesure de choisir celle qui lui convient selon les circonstances.

Les rôles respectifs du père et de la mère, face à l'éducation, resteront complémentaires. La mère, selon son profil, sera la figure sécurisante ou valorisante de par sa disponibilité continuelle au foyer. Le père, lui, représentera toute la dimension sociale, c'est-à-dire les contraintes de la société et des milieux; il servira d'ailleurs d'exemple au moment où l'enfant commencera à fréquenter l'école. La mère fera comprendre à l'enfant que, comme papa va travailler, lui, va à l'école, mais qu'elle pense continuellement à lui et qu'en imagination elle peut le voir. Quand il reviendra de l'école, elle ne lui demandera pas ce qu'il a fait, mais plutôt *comment il s'est senti;* l'enfant qui se sent déjà mal à l'aise devant un professeur à la voix forte ou d'apparence sévère, ne tient pas à retrouver un autre professeur à la maison. Il tient à retrouver une mère sécurisante et non pas exigeante. D'ailleurs, une fois à l'aise l'enfant racontera spontanément à ses parents ce qu'il aura appris à condition que ceux-ci manifestent un intérêt réel. Le père, par contre, pourra lui demander ce qu'il a fait et comment il l'a fait, de façon à lui faire prendre conscience de ses ressources et à lui apprendre à ignorer les stimulations non pertinentes à l'apprentissage.

L'expression de l'intervention parentale

Chaque enfant veut plaire à ses parents et fera tout en conséquence selon sa perception de la situation et ses ressources. S'il n'y parvient pas, c'est qu'il y a un défaut de communication entre ses parents et lui. *Il convient donc en second lieu de bien distinguer le contenu du message des parents (ou de quiconque) de son expression.* Ajuster sa réponse au profil de l'enfant veut dire la lui communiquer dans un langage qui tient compte de sa sensibilité et de sa réceptivité.

Que se passe-t-il, en effet, si on communique avec lui sur un mode qui n'est pas le sien? Ou bien la stimulation est trop faible et il ignore tout simplement le message, ou bien elle est trop forte et il adopte une attitude défensive qui se traduira par un retrait ou un *acting out.* On se trouvera devant un enfant « passif » ou un enfant « hyperactif ».

L'enfant *passif* est un ange de tranquillité... il peut même arriver qu'on l'oublie. À l'école, il ne dérange pas les autres; il ne se révolte pas mais il ne se défend pas non plus. Il ne semble pas impressionné par les événements, il ne parle pas, il n'exprime pas ses sentiments de peur de déplaire. On se désole parce qu'il ne réussit pas en classe, on se demande s'il n'est pas déficient, paresseux ou même anémique. Lors d'une entrevue avec les parents, on s'apercevra généralement que l'un des deux est aussi du genre « timide », que l'un des deux a aussi eu de la difficulté à communiquer avec son entourage immédiat. Ce sont les gens qui, par exemple, n'iront pas magasiner pour le simple plaisir, mais en vertu de la stricte nécessité.

L'enfant *hyperactif,* tout au contraire, ne tient pas en place, il touche à tout, il essaie d'imiter son père ou sa mère, mais il le fait tout de travers. À l'école, il dérange, il fait le bouffon ou encore le distrait, attirant l'attention par une chose ou l'autre, mais s'arrangeant toujours pour qu'on le remarque. L'entrevue révélera encore, généralement, un comportement semblable chez l'un des deux parents. C'est l'adulte engagé dans d'innombrables activités sociales extérieures à son travail, le président de ceci ou cela, le bénévole des campagnes de charité...

Il faut apprendre à déceler dans cette passivité ou dans ce besoin constant d'attirer l'attention un « appel au secours » de l'enfant face à des stimulations auxquelles il est hypersensible. Dès lors qu'on aura identifié le profil neuro-sensoriel de l'enfant et qu'on aura sensibilisé les parents aux mécanismes de la correspondance et de la complémentarité, non seulement pourront-ils identifier les stimulations excessives et lui apprendre à ne pas s'en préoccuper, mais ils seront en mesure de modifier, selon le cas, le ton de leur voix, l'expresssion de leur visage, leurs gestes, etc., de façon qu'il comprenne le contenu constructif de leur intervention sans prendre panique.

Les contraintes de la société

Le processus d'analyse et de sensibilisation que nous venons de décrire a pour principal objectif de permettre au milieu familial de sécuriser l'enfant et de communiquer efficacement avec lui. Amener l'enfant à se sentir à l'aise dans son environnement est, nous l'avons vu, une condition primordiale de la réadaptation. Dans une perspective thérapeutique, cependant, cet environnement ne doit pas être restreint au cadre familial uniquement. C'est pourquoi on aura intérêt à s'enquérir, lors de la première entrevue, des exigences et des contraintes des autres milieux où l'enfant est appelé à évoluer (celui des amis, le milieu scolaire et d'autres, éventuellement.) On pourra ainsi rassurer les parents quant à ces contraintes et mieux guider leur attitude vis-à-vis des comportements de l'enfant à ces différents niveaux. Un enfant n'en voudra pas à ses parents de continuer à l'exposer à des situations qui l'éprouvent, mais il pourra leur en vouloir de tarder à comprendre que ces situations sont difficiles pour lui et de ne pas nuancer leurs jugements et leurs points de vue à cet égard.

On amènera donc les parents à se rendre compte, par exemple, qu'il est parfaitement normal pour un enfant — comme pour un adulte d'ailleurs — de ne pas se lier d'amitié spontanément avec tout le monde. On leur fera constater qu'il ne faut pas s'attendre à ce que la structure scolaire soit le prolongement du milieu familial: on va à l'école pour acquérir des connaissances objectives, tout simplement...

En définitive, on veillera à ce que l'entourage de l'enfant cesse d'insister sur ses faiblesses, réelles ou prétendues, pour au contraire valoriser ses ressources véritables en accordant la prééminence à la modalité perceptuelle la plus efficiente pour lui, tant au plan de l'intégration des connaissances qu'au plan de la communication, et la dernière place au mode le moins efficace.

Dans cette optique, il s'avérera utile d'inviter les parents à une deuxième rencontre, environ un mois après la première, afin de pouvoir constater leur évolution et leur apporter s'il y a lieu un supplément d'information. Les rencontres subséquentes seront généralement demandées par les parents eux-mêmes.

Conclusion

Ces vingt dernières années, l'évaluation des enfants qui présentent des signes de dysfonctions cérébrales mineures a été faite surtout en fonction d'échelles de développement qui ne considèrent, en général, que les réactions expressives et très peu d'indice quant à la source de ces réactions.

Nous croyons cependant que le principe de hiérarchie qui régit les interrelations motrices et expressives régit aussi les interrelations des canaux sensoriels dont chaque enfant se sert pour convertir les données brutes du monde extérieur en une information cohérente et utilisable. Ce sont là les deux faces d'une même réalité et leur utilisation simultanée est sans l'ombre d'un doute la meilleure façon d'obtenir une réadaptation profonde et durable.

Tableau A Classification schématique des dysfonctions cérébrales chroniques

Fonctions	*Dysfonctions sévères*	*Dysfonctions dites* « minimes »	
	(c'est-à-dire avec atteinte directe et définitive de l'organe exécutant)	*Modérées* — (c'est-à-dire nécessitant des mesures spéciales d'éducation ou de réhabilitation, en plus de l'identification des profils neurologiques développementaux complémentaires des parents et des contingences des milieux)	*Mineures** — (c'est-à-dire généralement passagères et disparaissant suite à l'identification des profils neurologiques développementaux complémentaires des parents et des contingences des milieux)
Autonomique	Asthme Incontinence fécale Ulcère d'estomac	Incontinence urinaire primaire Épilepsie abdominale	Troubles dits fonctionnels de la sphère du système nerveux autonome: les coliques du nourrisson, par exemple
Sensorielle	Cécité Surdité Audimutité ou autisme organique	Retard d'intégration neuro-sensorielle Demi-voyant, demi-sourd	Perturbation dans la réception de l'information sensorielle
Motrice	Infirmité motrice cérébrale: paralysie cérébrale, soit sa composante motrice expressive (Neuro)-Myopathie	Maladresse Hémisyndrome, dyskinésie, Syncinésie Difficultés de coordination	Troubles plus discrets, non progressifs du tonus et de la motilité

Perceptivo-conceptuelle Émotive	Psychoses infantiles d'origine organique Autisme Syndrome du lobe temporal, frontal, etc.	Hyperkinésie ou instabilité psycho-motrice non situationnelle Syndrome du lobe temporal, frontal, etc.	Hyperactivité ou Instabilité psycho-motrice situationnelle
Cognitive	Agnosie: généralement acquise et non congénitale	Dysgnosies — syndrome de Gerstman	Sous-tests intellectuels cognitifs déficiaires par rapport à d'autres qui s'avèrent moyens ou supérieurs.
Communication verbale	Alexie, acalculie Aphasie Agraphie	Dyslexie — dysgraphie Dysphasie	Perturbation des processus d'intégration de l'information Perturbation dans la transmission de la réponse personnelle

Remarques —

1. L'épilepsie — qu'il s'agisse de crises cliniques ou « sub-cliniques » est l'expression, strictement parlant, d'une altération paroxystique transitoire du fonctionnement cérébral.
2. Les médicaments agissent sur une ou plusieurs de ces fonctions et les effets doivent être analysés par rapport aux autres variables, soit le résultat global recherché à court terme ou à long terme.
3. Quant à la déficience mentale, expression généralement employée dans sa dimension sociologique, il faut distinguer en médecine ceux qui en souffrent parce qu'ils s'avèrent effectivement handicapés dans les capacités de plusieurs des fonctions primaires du système nerveux central, avec comme conséquence une atteinte encore plus marquée dans l'évolution des fonctions supérieures. Les autres déficients mentaux le sont en raison des limites ou contraintes (identifiées comme telle ou non) des « milieux » où ils sont appelés à vivre.

* En ce qui concerne les troubles de comportement ou d'adaptation qui nous intéressent, on se réfère ici aux enfants qui présentent une faiblesse ou une surutilisation d'une ou deux fonctions de leur système nerveux central aux dépens des autres fonctions. Ces enfants ne sont qu'à la recherche d'un équilibre harmonieux de leurs capacités avec celles des personnes et des milieux qu'ils fréquentent.

Tableau B Quelques éléments de séméiologie comportementale des profils auditivo-relationnel et visuel-objectal, et quelques suggestions thérapeutiques correspondantes.

Situation de vie	*Modalité préférentielle de compréhension et de participation*	
	Profil Auditivo-relationnel	*Profil visuel-objectal*
L'enfant a peur la nuit:	Il se calme lorsque sa mère le prend dans ses bras — la mère est sécurisante.	Le mère se présente à lui rassurante pour qu'il la voie. Elle peut lui offrir un objet. Elle est valorisante. Une veilleuse, la nuit, permet à l'enfant de se retrouver d'emblée par lui-même à l'éveil au besoin.
La mère peut-elle le prendre?	Il reste assis sur les genoux de sa mère et il se sent bien sur elle.	Il ne reste pas, même si elle insiste. Il paraît hypersensible aux caresses.
Quand la mère n'est pas là:	Il est rassuré par les explications données et s'organise en son absence ou si elle est occupée et ce de façon constructive.	Il se sent abandonné ou craindra qu'il lui arrive quelque chose. Il vient souvent vérifier où elle est. Lui organiser ses activités dans le temps jusqu'au retour ou jusqu'à ce qu'elle se libère.
À l'âge de la marche:	Il explore de façon constructive.	Il est porté à passer d'une chose à l'autre. Il se déplace davantage. Il a moins le sens du danger.
Se blesse-t-il légèrement en jouant?	Il s'en rend compte et réagit proportionnellement.	Il ne semble pas s'en rendre compte mais réagit fortement s'il s'y attend ou le voit. Qu'on passe par la figure paternelle pour rationaliser cette partie du Rx sinon, il tiendra sa mère responsable.

Punition corporelle:	Le contenu du message est perçu!	Il ne réagit qu'au contenant de sorte qu'il s'endurcira. Ne s'en servir que s'il fait quelque chose de dangereux pour sa vie ou la vie d'un autre et sur le fait.
Jouer à le lancer en l'air:	Vers l'âge de 9 mois: il ne se sent pas désemparé.	Il s'agite, a peur ou prend la panique selon son degré d'hypersensibilité.
S'il tombe:	Il sait se protéger de ses membres.	Il ne sait pas tomber. Sa réaction de protection des membres est inadéquate ou apparaît plus tardivement.
Dans l'ascenseur:	Il n'a pas peur.	Il a peur. Lui démontrer que cette situation n'est pas dangereuse et, avec l'âge, lui expliquer que cela n'est qu'un moyen pour atteindre le but visé.
Face à une voix grave:	Ne paraît pas affecté	Déjà à 9 mois, il s'agite ou panique. Il réagira à la forme ou au contenant et risque de ne pas comprendre le contenu du message. Il pourra s'habituer à annuler et ignorer ces fréquences avec les conséquences éventuelles possibles lorsqu'il s'agira pour lui de comprendre ce que les autres ont à dire ou à lui apprendre par le langage parlé.
Face à une voix trop forte:	Peut faire abstraction de l'intensité de la voix pour comprendre le message.	Réagira à l'intensité de la voix aux dépens de la compréhension du message.

Tableau B (suite)

Situation de vie	*Modalité préférentielle de compréhension et de participation*	
	Profil Auditivo-relationnel	*Profil visuel-objectal*
À entendre l'aspirateur électrique:	Il ne s'attarde pas au bruit.	Il réagit au bruit au point de se sauver ou paniquer. L'habituer progressivement en insistant sur l'usage de l'appareil. Il aimera s'en servir plus tard.
À entendre le camion de vidanges:	Curiosité constructive.	Il faut qu'il le voie pour se rassurer d'abord.
Face à sa mère au téléphone:	De l'entendre le rassure.	Il ne la croit plus présente. Il s'agite, etc...
Face à quelqu'un qui a l'air sérieux ou sévère:	Se rend compte qu'il peut être préoccupé.	Croit que la personne est fâchée contre lui ou qu'il a déplu à cette personne.
Face à quelqu'un:	« L'habit ne fait pas le moine. »	« L'habit fait le moine. »
Avec les autres:	Réceptif — participe — partage spontanément.	S'intéresse au comment faire — il regarde — porté à contrôler la situation ou jouer la comédie.
Notion de temps vécu:	Acquise spontanément. Peut attendre plus longtemps.	Tarde à l'acquérir si non suffisamment structuré de l'extérieur. Préfère agir que d'attendre.
Tenue vestimentaire:	Il y attache une importance relative.	Plus à l'aise si sa tenue est soignée.

Avec les jouets:	Il construit et s'en sert de lui-même.	Il doit tout voir — par contre il n'aime pas jouer seul. Il est porté à accumuler les objets.
À la maison:	Il partage facilement avec les autres pour qu'ils se sentent à l'aise.	Il est plutôt serviable. Il préfère se sentir utile dans l'immédiat. D'avoir à attendre, il s'agite.
Langage:	Le langage dit « intérieur » se développe parallèlement au langage parlé.	Il comprend tout mais tarde à parler ou parle peu.
Forme d'expression:	Personnelle — relationnelle. Préfère attendre que les autres soient prêts avant d'agir.	Concrète — factuelle — plutôt impersonnelle. Préfère agir que d'attendre, quitte à corriger ensuite.
Lecture:	Il a tendance à respecter davantage le fond d'une question ou à s'intéresser davantage au contenu qu'à la forme.	Il a tendance à lire par cœur et à respecter la forme aux dépens du fond de la question.
Face aux règlements:	S'attarde plus à l'esprit au premier abord.	S'attarde plus à la lettre au premier abord.
En milieu scolaire:	Se sent à l'aise avec un minimum de cadre.	Se sent mal à l'aise si non suffisamment cadré. Dans une autre situation il fonctionnera mieux dans un petit groupe.
Réaction au retour de l'école:	Il donne un compte rendu de ce qu'il y a appris.	S'il ne s'est pas senti à l'aise, il ne parlera pas de ce qu'il y a appris mais de l'ambiance. Aussi, la mère devrait-elle s'enquérir comment il s'est senti plutôt que de lui demander ce qu'il a fait. À cette question, trop souvent, elle n'obtient pas de réponse valable d'ailleurs.

Tableau B (suite)

Situation de vie	*Modalité préférentielle de compréhension et de participation*	
	Profil *Auditivo-relationnel*	*Profil* *visuel-objectal*
Problème qui dure depuis trop longtemps:	Tendance dépressive.	Tendance à l'angoisse ou à l'anxiété.

Remarques —

1. Face à une opposition directe entre les parents: les deux profils réagissent. L'un se retire et l'autre interfère dans une optique de complémentarité en rapport avec le profil des parents à moins que l'opposition ne soit trop grande.
2. Rappeler aux parents que lorsqu'ils s'opposent, il ne s'agit à peu près jamais d'une discussion sur les principes mais plutôt sur les modalités à prendre pour rencontrer un objectif vital ou valable. Or les deux parents ont généralement tous deux raison dans un échange où on ne se référera pas à ce qui est prioritaire ou au contexte précis dans lequel l'action se déroulera. Il s'agit donc ici de deux modes d'approche différents face à un même problème.
3. Face à une régression chez un enfant, s'assurer que rien n'a changé dans la condition des parents ou dans l'environnement immédiat qui finalement modifie le système des valeurs adopté par le milieu familial. Si non, il faudra penser en terme de maladie et non de trouble d'adaptation. Exemple: un décès dans la famille; la maladie chez un des deux parents; un changement dans l'attitude des parents que ces derniers n'ont pas perçu ou qu'ils n'ont pas encore intégré; un déménagement; un changement de professeur ou d'attitude d'un professeur et enfin, l'intervention non judicieuse d'étrangers face au système de valeurs du milieu familial en question.

Achevé d'imprimer
en octobre mil neuf cent soixante-dix-neuf
sur les presses de l'Imprimerie Gagné Ltée
Louiseville - Montréal.
Imprimé au Canada